医療スタッフのための

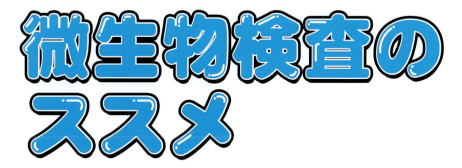

長崎大学大学院医歯薬学総合研究科
病態解析・診断学分野（臨床検査医学）教授
長崎大学病院 検査部 部長
栁原克紀 編

ヴァン メディカル

はじめに

　薬剤耐性菌の蔓延や免疫不全宿主の増加に伴い、感染症の診療や制御は複雑になってきています。原因微生物の迅速な同定は、治療奏効率の向上につながるものです。また、薬剤耐性菌をもれなく検出していくことで、感染制御を推進していくことができます。しかしながら、微生物検査は難しい、という声をよく聞きます。その理由としては、血液検査や生化学検査と異なり、基準範囲がないことや検体提出後にどのように検査が進められているかが、わかりにくいことがあげられます。

　そのような状況を踏まえ、微生物検査を理解し、よりよく使っていくための入門書として、本書を刊行しました。長崎大学病院検査部で微生物検査を行っている臨床検査技師を中心に、診療にあたる医師、感染制御にかかわる看護師などに御執筆をお願いしました。執筆者は全て、実務に携わっており、現場の目線でまとめていただきました。

　微生物検査のオーダーから検査のプロセス、結果報告、データの解釈まで図表を多く取り入れ、仕上げることができました。臨床でどのように応用するのかについても症例を提示しながら解説していただきましたので、具体例を通して理解が深まることを期待しています。

　最近導入されてきている質量分析装置（Matrix-Assisted Laser Desorption/Ionization Time-of-Flight Mass Spectrometry：MALDI-TOF MS）や進歩が著しい遺伝子検査についても盛り込み、アップデートな内容になっています。

微生物検査は、感染症の診療や制御において、今後ますます重要になり、大きな役割を果たしていくものと予想されます。本書が医師、臨床検査技師、看護師、薬剤師などの全ての医療スタッフにとって、微生物検査の理解や活用に役立てば、望外の喜びです。

2017 年 1 月

編者　柳原克紀

編者・執筆者一覧

◆ 編　者

栁原　克紀　長崎大学大学院医歯薬学総合研究科 病態解析・診断学分野（臨床検査医学）　教授
長崎大学病院 検査部　部長

◆ 執筆者（執筆順）

栁原　克紀　長崎大学大学院医歯薬学総合研究科 病態解析・診断学分野（臨床検査医学）　教授
長崎大学病院 検査部　部長

小佐井康介　長崎大学病院 検査部　助教

森永　芳智　長崎大学大学院医歯薬学総合研究科 病態解析・診断学分野（臨床検査医学）　助教

村田　美香　長崎大学病院 検査部

碇　比呂子　長崎大学病院 検査部

川元　康嗣　長崎大学病院 検査部

木村由美子　長崎大学病院 検査部　主任

赤松　紀彦　長崎大学病院 検査部　主任

賀来　敬仁　長崎大学大学院医歯薬学総合研究科 病態解析・診断学分野（臨床検査医学）　助教

山川　壽美　長崎大学病院 検査部

松田　淳一　長崎大学病院 検査部　副技師長

塚本　千絵　長崎大学病院 検査部

寺坂　陽子　長崎大学病院 感染制御教育センター／看護部　副看護師長

泉川　公一　長崎大学病院 感染制御教育センター　センター長／
長崎大学大学院医歯薬学総合研究科 感染免疫学講座 臨床感染症学分野　教授

武田　和明　長崎大学大学院医歯薬学総合研究科 病態解析・診断学分野（臨床検査医学）／
長崎大学病院 呼吸器内科（第二内科）／長崎県五島中央病院 呼吸器内科　医長

大島　一浩　長崎大学病院 第二内科／
長崎大学大学院医歯薬学総合研究科 感染免疫学講座 臨床感染症学分野

今村　圭文　長崎大学病院 呼吸器内科（第二内科）　講師

山本　和子　長崎大学病院 呼吸器内科（第二内科）　助教

Contents

- はじめに （柳原克紀） (3)

感染症と微生物の関係

1. **感染症の捉え方** （小佐井康介） 10
   ①感染の成立と発症 10 ｜②保菌と発症の違い 10
   ③感染のリスク要因 11
2. **微生物とその特徴** （小佐井康介） 13
   ①病原微生物の種類と特徴 13 ｜②微生物の薬剤耐性 14
   ③微生物の感染経路 15
3. **感染症と微生物を取り巻く環境** （小佐井康介） 17
   ①市中の状況 17 ｜②施設内の状況 17

微生物検査の基本

1. **微生物検査の重要性** （森永芳智） 20
2. **微生物検査の対象者—感染症を疑う時** （森永芳智） 24
3. **微生物検査の種類—検査の特徴とメリット・デメリット** （村田美香） 28
   ①塗抹検査 28 ｜②培養検査 29 ｜③抗原・抗体検査（免疫学的検査） 32
   ④抗酸菌検査 34 ｜⑤遺伝子検査 35

微生物検査の臨床応用

I 臨床応用のための検査プロセス

1. **検査のオーダー—検査内容の組み立て方** （森永芳智） 38
2. **検査のタイミング—検査結果の影響** （森永芳智） 43
3. **検査前や検査途中の情報収集**
   —結果が出る前でも得られる情報 （森永芳智） 49
4. **臨床応用のためのコツ・工夫—現場活用に備えた事前措置** （森永芳智） 54
5. **検体の取り扱い方—正しい採取・正しい保管** （碇比呂子） 57
   ①血液 59 ｜②喀痰 61 ｜③尿 62 ｜④膿・分泌物・穿刺液など 63
   ⑤便 64
6. **検査室の動き—検体の受け取りから結果報告まで** （川元康嗣） 68
   ①塗抹検査 69 ｜②培養検査 70 ｜③抗原・抗体検査（免疫学的検査） 72
   ④抗酸菌検査 72 ｜⑤遺伝子検査（質量分析） 75

- 7 検査結果の報告—結果の示され方　（木村由美子）　77
- 8 検査のフィードバック
  —検査結果はどう伝え、どう共有するか　（木村由美子）　82
- 9 検査過程における注意事項　（木村由美子）　86
- 10 外部委託による検査とその注意点　（赤松紀彦）　89

II 診断・治療への応用

- 1 原因微生物の推定—検査結果の治療への影響　（賀来敬仁）　92
- 2 感染巣の判定　（賀来敬仁）　96
- 3 感受性検査結果の読み解き方
  —耐性菌を見逃さないための注目ポイント　（山川壽美）　100
- 4 抗菌薬選択への活用—『抗菌薬の適正使用』に向けて　（賀来敬仁）　109
- 5 ２回目以降の微生物検査の活用
  —経過観察における検査実施　（賀来敬仁）　116

III 感染対策への応用

- 1 検査結果の共有—サーベイランスの活用　（松田淳一・塚本千絵）　118
- 2 感染対策への応用と考え方　（寺坂陽子・泉川公一）　125
- 3 微生物検査の患者対応への活用と実際　（寺坂陽子・泉川公一）　129
- 4 感染源の特定と感染伝播遮断への活用
  —アウトブレイクに際して　（寺坂陽子・泉川公一）　138

4 臨床応用の実際

- 1 薬剤感受性検査による診断確定例　（武田和明）　144
- 2 抗体検査による診断確定例　（武田和明）　150
- 3 遺伝子検査による診断確定例　（大島一浩）　155
- 4 抗菌薬選択への活用例 1（de-escalation の実際）　（今村圭文）　161
- 5 抗菌薬選択への活用例 2（系統変更）　（山本和子）　166

5 微生物検査のこれから

- ● 感染症診療・院内感染対策における微生物検査のこれから
  （柳原克紀）　174

- ● 索引　177

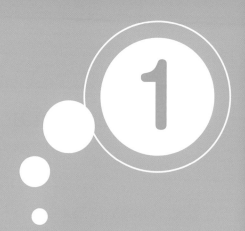

感染症と微生物の関係

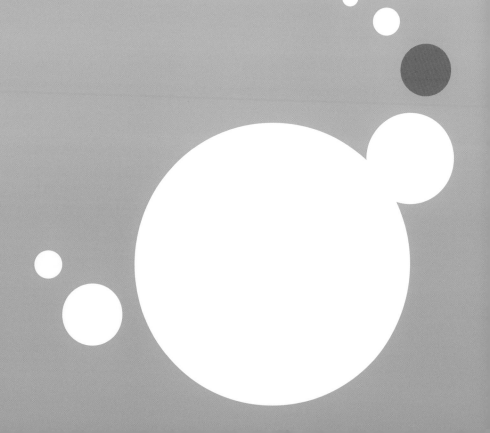

1 感染症の捉え方

小佐井康介

① 感染の成立と発症

　「感染」とは、何らかの病原微生物が、ヒトなど宿主の体内に付着・侵入し、増殖することです。また、「感染症の発症」とは、感染状態が持続し、増殖した病原微生物に対して、炎症など宿主の免疫応答が起こり、自覚症状や身体所見などの臨床所見を認めるようになった状態です[1]。免疫力が保たれている場合は、病気を引き起こす力（病原性）の強い病原微生物が感染の原因となります。しかし、重い基礎疾患を持っている、または免疫が弱った患者では、病原性の弱い微生物や常在菌であっても感染症を引き起こすことがあり、これを日和見感染と言います。

② 保菌と発症の違い

　「発症」とは前述のように感染症に至った状態ですが、「保菌」は、感染した細菌が、宿主の免疫によって排除されずに、定着、共存している状態で、発症には至っていません[2]。保菌と発症は、治療をするか、経過観察をするかを判断する際の重要なポイントになるので、常に意識しておく必要があります。つまり、細菌培養検査で何らかの菌が培養されても、それが「感染症の原因菌」であるのか、「保菌」であるのかを考える（患者の臨床所見と照らし合わせ

て検査結果を解釈する）必要があります。

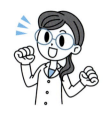

③ 感染のリスク要因

　微生物が体内に侵入して感染すれば、すべて発症するわけではありません。感染を発症するかどうかは、宿主側と微生物側におけるそれぞれの要因のバランスによって決まります[1-3]。宿主側の要因としては、年齢、通常の健康状態（基礎疾患）、その時の体調などがあります[3]。感染を起こしやすい宿主側の要因を**表1**に示します[4]。また、原因となる微生物にも病原性の強さ、感染を起こしやすい年齢・臓器・宿主の状態など、それぞれの特徴があります。

　これらの例として、細菌性髄膜炎において年齢別に推定される原因菌の頻度を**表2**に示します[5]。3ヵ月未満ではB群連鎖球菌（GBS）や大腸菌が多く、肺炎球菌やインフルエンザ菌は5歳にかけて増加しています。インフルエンザ菌は6歳以降に減少傾向です

表1　感染を起こしやすい宿主側の要因

基礎疾患・宿主の状態		医療に伴う処置、器具の使用
高齢者	膠原病	ステロイド・免疫抑制剤の投与
未熟児	脳血管疾患	抗癌剤投与
低栄養状態	高度の熱傷	放射線療法
高度の心疾患	臓器移植	気管切開
慢性呼吸器疾患	血液悪性腫瘍	各種カテーテルの使用
肝硬変	好中球減少・機能不全	侵襲度の高い手術
腎不全	低γグロブリン	など
糖尿病	後天性免疫不全症候群（AIDS）	
	など	

（文献4より一部改変）

感染症と微生物の関係

表2　年齢別の細菌性髄膜炎において推定される原因菌

菌種	1ヵ月未満	1～3ヵ月	4ヵ月～5歳	6～49歳	50歳以上
B群連鎖球菌（GBS）	50～60%	40～50%	1%未満	1%未満	5～10%
大腸菌	20～30%	5～10%	1%未満	1%未満	5%未満
クレブシエラ属、エンテロバクター属などの腸内細菌科細菌	10%	5%	1%未満	1%未満	5%未満
肺炎球菌	5%未満	5～10%	60%を超える	60～65%	80%
インフルエンザ菌	5%	10～20%	20～30%	5～10%	5%
リステリア菌	5%未満	1～2%	1%未満	5%未満	2%未満
髄膜炎菌	不明	1～2%	1～2%	5%未満	不明
緑膿菌などのブドウ糖非発酵菌	5%未満	5%未満	1%未満	5%未満	5%未満
黄色ブドウ球菌	5%未満	5%未満	1%未満	1%未満	5%未満
その他の連鎖球菌	5%未満	1～2%	1%未満	5%	5%
その他の細菌、真菌（クリプトコックスを含む）	5%未満	5%未満	1%未満	5%未満	10%

　小児に対するHibワクチンや肺炎球菌ワクチン、高齢者や基礎疾患を有する患者に対する肺炎球菌ワクチン接種の普及に伴い、上記の割合が変わる可能性が指摘されている。インフルエンザ菌については成人由来の3分の2が無莢膜型とされている。
（「細菌性髄膜炎診療ガイドライン作成委員会編集：細菌性髄膜炎診療ガイドライン2014（日本神経学会，日本神経治療学会，日本神経感染症学会監修），p.5, 2014, 南江堂」より許諾を得て改変し転載）

が、肺炎球菌は6歳以降も依然として高頻度です。また、50歳以上では一旦、減少していたGBSが再び増加しています。このように原因菌を推定する場合には、患者の年齢や免疫状態、菌を獲得する過程などを考慮する必要があります。

文献
1）日本感染症学会編集：感染症専門医テキスト　第Ⅰ部　解説編．南江堂，東京，2011
2）二木芳人，吉田耕一郎編集：レジデントのための感染症の診断・治療．ナツメ社，東京，2014
3）坂崎利一，那須　勝編集：臨床医のための臨床微生物学．フジメディカル出版，大阪，2002
4）大塚喜人：よくわかる！感染管理．メヂカルフレンド社，東京，2007, p5
5）「細菌性髄膜炎診療ガイドライン」作成委員会編集：細菌性髄膜炎診療ガイドライン2014（日本神経学会・日本神経治療学会・日本神経感染症学会監修）．南江堂，東京，2014, p5

2 微生物とその特徴

小佐井康介

① 病原微生物の種類と特徴[1]

　病原微生物の種類は多岐にわたりますが、主に細菌、ウイルス、真菌、原虫などに分類されます。医療環境で問題となる多くの細菌は、一般細菌と呼ばれ、グラム染色によって分類されます（表1）。それ以外にも、抗酸菌、スピロヘータ、マイコプラズマ、クラミジ

表1　グラム染色による分類と例

		色	
		青紫（グラム陽性）	赤（グラム陰性）
形態	丸い（球菌）	グラム陽性球菌 例 　肺炎球菌 　黄色ブドウ球菌 　溶血性連鎖球菌（溶連菌） 　腸球菌	グラム陰性球菌 例 　モラクセラ・カタラーリス 　淋菌 　髄膜炎菌
	細長い（桿菌）	グラム陽性桿菌 例 　クロストリジウム属 　バチルス属 　コリネバクテリウム属	グラム陰性桿菌 例 　インフルエンザ菌 　大腸菌 　緑膿菌 　アシネトバクター属

（文献1より作表）

ア、リケッチアなどもあります。

　ウイルスは細菌より小さく、複製や増殖が自分だけではできないため、何らかの細胞に感染して増殖します。ウイルスは遺伝情報として、DNA（デオキシリボ核酸）またはRNA（リボ核酸）のいずれかを持っており、それによりDNAウイルス、RNAウイルスに分類されます。

　真菌はカビの仲間ですが、主に免疫不全の患者において体内の臓器などで感染症を引き起こした場合（深在性真菌症）、重篤となり治療も困難になります。日本では、健常人にも病気を引き起こす強毒な真菌は少ないものの、海外からの輸入感染症には注意が必要です。

② 微生物の薬剤耐性

　感染症の主な治療は、抗微生物薬（抗菌薬、抗ウイルス薬、抗真菌薬、抗原虫薬など）の投与です。そのため、原因微生物が薬剤に耐性である場合、感染症の治療が難しくなります。薬剤耐性菌の種類は多岐にわたりますが、主に施設内で問題となる耐性菌には、メチシリン耐性黄色ブドウ球菌（MRSA）、バンコマイシン耐性腸球菌（VRE）、多剤耐性緑膿菌（MDRP）、多剤耐性アシネトバクター（MDRA）、基質特異性拡張型β-ラクタマーゼ（ESBL）産生グラム陰性桿菌、カルバペネム耐性腸内細菌科細菌（CRE）などがあります。MRSAはβ-ラクタム系薬（ペニシリン系薬やセフェム系薬など）に耐性を示し、治療には抗MRSA薬が必要です。多くは院内感染で問題となりますが、一部、市中感染型というタイプもあります。腸球菌は腸管内の常在菌ですが、免疫力が低下した患者では、重症感染症の原因となります。腸球菌の中で抗MRSA薬の一

つであるバンコマイシン（VCM）に耐性となったものが VRE です。MDRP や MDRA はどちらも主に院内で問題となるグラム陰性桿菌です。カルバペネム系薬を含む β-ラクタム系薬、アミノグリコシド系薬、キノロン系薬などへの耐性は、多剤耐性の一つの目安となります。ESBL 産生菌はペニシリン系薬から第 3 世代セフェム系薬まで広域に β-ラクタム系薬を分解する酵素で、この酵素を産生する大腸菌や肺炎桿菌などが含まれます。ESBL 産生菌は院内のみでなく、市中における広がりが懸念されています。CRE は広域な β-ラクタム系であるカルバペネム系薬に耐性を示す腸内細菌科細菌で、大腸菌や肺炎桿菌、エンテロバクター属などが含まれます。近年、日本においてもアウトブレイクが報告されるなど、国内での広がりが懸念されています[2]。また、次に述べますが、微生物はいくつかの感染経路を介して、ヒトからヒトへ広がっていきます。そのため、耐性菌の広がりについては、それぞれの病院の特徴や地域性を考慮する必要があり、さらには日本や世界全体の問題として捉える必要があります。

③ 微生物の感染経路[3]

感染が成立するためには、まず宿主と微生物が出会う必要があります。その出会う経路が感染経路です。感染経路は多彩であり、一つの病原微生物でも複数の感染経路をとることがあります。感染経路の種類と主な病原体について**表 2** に示します。病原微生物に対する感染対策の中心は、それぞれの病原微生物の感染経路を断つことであるため、その十分な理解が必要です。

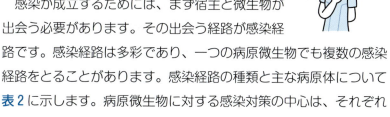

① 感染症と微生物の関係 ●●●

表2　感染経路の種類と主な病原微生物

感染経路		主な病原微生物
空気感染		結核菌、麻疹ウイルス、水痘ウイルス
飛沫感染		インフルエンザウイルス、MERS コロナウイルス、風疹ウイルス、ムンプスウイルス、髄膜炎菌、肺炎球菌、百日咳、肺炎マイコプラズマ
接触感染		MRSA、VRE、ESBL 産生菌、CRE、緑膿菌、アシネトバクター、ノロウイルス
血液媒介感染		B 型肝炎ウイルス、C 型肝炎ウイルス、HIV、梅毒トレポネーマ
経口感染（食物媒介感染、糞口感染）		腸管出血性大腸菌、赤痢菌、サルモネラ、コレラ菌、カンピロバクター、腸炎ビブリオ、A 型肝炎ウイルス
性行為感染		淋菌、クラミジア・トラコマティス、HIV、梅毒トレポネーマ
垂直感染	経胎盤感染	風疹ウイルス、サイトメガロウイルス、ヒトパルボウイルス B19
	経産道感染	B 型肝炎ウイルス、ヘルペスウイルス 1・2 型、HIV、B 群溶血性連鎖球菌
	経母乳感染	HTLV-1、HIV
昆虫媒介感染	蚊媒介性感染	マラリア原虫、デング熱ウイルス、日本脳炎ウイルス、ウエストナイルウイルス
	ダニ媒介性感染	SFTS ウイルス、リケッチア（ツツガムシ病、日本紅斑熱）、ライム病ボレリア

　それぞれの病原微生物は、主な感染経路に分類している。そのため、例えば、飛沫感染するものが接触感染をする、または、場合によっては空気感染も疑われるなど、状況によって様々な経路から伝播する可能性があるため注意が必要である。
（「松本哲哉：感染経路，感染症専門医テキスト第 I 部解説編（日本感染症学会編），p.35, 2011, 南江堂」より許諾を得て改変し転載）

　文献
　1）岩本愛吉：第 1 章 全体像を把握する　感染症を起こす病原体／微生物．看護のための最新医学講座［第 2 版］第 10 巻　微生物と感染症（日野原重明ほか監修，岩本愛吉編集）．中山書店，東京，2009, p2-12
　2）松本慶蔵編集：病原菌の今日的意味　改訂 4 版，医薬ジャーナル社，大阪，2011
　3）日本感染症学会編集：感染経路．感染症専門医テキスト 第 I 部 解説編，南江堂，東京，2011, p35-37

3 感染症と微生物を取り巻く環境

小佐井康介

① 市中の状況

　医療機関外で一般の日常生活をしている人が病原微生物に感染し、発症した場合を市中感染と言います。入院後に発症したものであっても入院前に病原微生物を獲得していれば市中感染になります[1, 2]。健常な人が市中感染を発症した場合には、感染のフォーカス（感染臓器）によって原因微生物の頻度が比較的予測しやすいとされています[3]。例えば、市中肺炎の原因としては、肺炎球菌、インフルエンザ菌、肺炎マイコプラズマ、クラミドフィラなどが、尿路感染であれば、大腸菌などが多いとされています[4, 5]。

　市中感染症を起こす病原微生物においても抗菌薬に耐性を示す菌が存在しています。例えば、ペニシリン耐性肺炎球菌（PRSP）、β-ラクタマーゼ非産生アンピシリン耐性インフルエンザ菌（BLNAR）、マクロライド耐性肺炎マイコプラズマなどです。

② 施設内の状況[1]

　病院内で獲得した病原微生物による感染症を院内感染、あるいは病院感染と言います。医療を提供するのは病院のみでなく、在宅や長期療養施設などもあることから、それらを含めて医療関連感

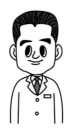

17

染と呼ぶこともあります。

　市中感染と医療関連感染を分ける理由は、患者の状態と原因微生物の特徴が異なるためです。例えば、高齢者や、何らかの基礎疾患を持っている、あるいは継続的な治療を必要とする患者が多い施設には、免疫力が低下した患者が集まっているとも考えられます。また、感染のフォーカスが同じであっても病原性が低い菌や施設内・地域で多い薬剤耐性菌、特に多剤耐性菌の頻度が高くなることも想定しなければなりません。原因菌の種類が多岐にわたり、薬剤耐性のパターンが異なる（同じ菌種でもそれぞれの薬剤に対する感受性が異なる）ことも多いため、医療関連感染の対応には、菌の特性や抗菌薬について十分な知識と経験が必要になります。免疫力が低下した患者が集まっている施設である場合、多剤耐性菌が伝播しないよう施設内感染対策（感染制御）も重要になります。

　主な耐性菌は、メチシリン耐性黄色ブドウ球菌（MRSA）、バンコマイシン耐性腸球菌（VRE）、多剤耐性緑膿菌（MDRP）、多剤耐性アシネトバクター（MDRA）、基質特異性拡張型β-ラクタマーゼ（ESBL）産生グラム陰性桿菌、カルバペネム耐性腸内細菌科細菌（CRE）、などです。

文献

1) 日本感染症学会編集：感染症専門医テキスト　第Ⅰ部　解説編. 南江堂，東京，2011
2) 大塚喜人：よくわかる！感染管理. メヂカルフレンド社，東京，2007
3) 青木　眞：レジデントのための感染症診療マニュアル　第2版. 医学書院，東京，2008
4) Ishida T et al：A 3-year prospective study of a urinary antigen-detection test for *Streptococcus pneumoniae* in community-acquired pneumonia: utility and clinical impact on the reported etiology. J Infect Chemother 10（6）：359-363，2004
5) 松本哲郎ほか：尿路感染症主要原因菌の各種抗菌薬に対する感受性. 日化療会誌 58（4）：466-482，2010

微生物検査の基本

1 微生物検査の重要性

森永芳智

　優れた効果の抗菌薬を使うと、微生物検査をしなくても治療できてしまうことがあります。ところが、耐性菌に悩む時代になった背景には漫然とした抗菌薬の使用があります。新しい抗菌薬が開発されにくい現在、将来に向けて有用な抗菌薬を残していこうという考え方（**antimicrobial stewardship**）が広まりつつあります。微生物検査は、賢く抗菌薬を使うための強力なサポーターです。感染症の診断・治療に利用されますが、感染対策にも役に立っています。

診断と治療の関係

　"検査―診断―治療"は、すべての疾患の診療の基本的な流れです。例えば、悪性腫瘍の診療では確定診断がついて初めて化学療法を行うことになります（図1A）。ところが、感染症診療では治療を始めておいて診断は後からの印象があります（図1B）。

　感染症の治療は、有効と考えた薬剤で**初期治療（エンピリック治療）**を始めておいて、検査結果をもとに対象を絞り込んだ**標的治療**を行います。感染症診療では「3日後に微生物検査が判明するまで我慢してください」とは言えませんので、やむなく治療を始めることになります。感染症における本来の治療方針は標的治療であると考えると、"検査―診断―治療"の原則に矛盾しません。つまり、診断とエンピリック治療が、確定診断の前にはまり込むかたちと

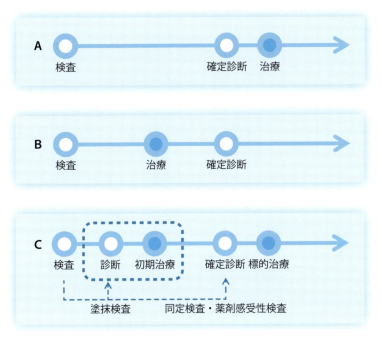

図1　検査―診断―治療の関係

なっているだけです（図1C）。エンピリック治療をできるだけ正確な診断で行おうと利用するのが塗抹検査で、標的治療のために利用するのが同定検査と薬剤感受性検査になります。抗原検査に代表される迅速診断は確定診断がつくため、"検査―診断―治療"に沿った流れで診療することができます。

微生物検査を行わない場合のリスク

　エンピリック治療は、不適切な治療を行っている危険性があるこ

とを認識しておく必要があります。想定外の微生物や耐性菌による感染症であるかもしれません。微生物検査の情報がないと、次に選択する薬剤も外れているかもしれず、治療が後手にまわり患者の回復が遅くなることになります。はじめの治療方針を軌道修正できるように、確定診断に繋がる検査を事前に行うことが重要になります。

　また、エンピリック治療に用いる薬剤には、いろいろな菌に有効な作用を示す広い**抗菌スペクトル**の薬剤を用いることになります。裏を返せば原因微生物への作用以外の部分は無駄とも言えます。この無駄は新しい耐性菌を生み出す温床になるので、原因微生物がわかり次第、標的を絞った治療へ変更すること（**de-escalation**）が大切になります。

　検査を怠ることで起こりうる事例として、不明熱だと思っていたら偽膜性腸炎だった、肺炎と思っていたら肺結核だった、敗血症とは思ったが真菌血症だった、などが考えられます。とくに、呼吸器感染症での安易なキノロン系薬の処方は、はじめは効いているようにみえても、後から悪化して初めて肺結核だということになる危険性もあります。気付いた時にはすでに拡散しているだけでなく、キノロン系薬に耐性となった結核菌が誕生しているかもしれません。すべての感染症患者を対象として、微生物検査を行うことができないことも事実です。可能な限り、努力を惜しまずに検査をする姿勢が大切です。

間接的な微生物検査の効果

　感染症を正確に診断することは、新しい患者の発生を未然に防ぐことにも繋がります。インフルエンザと診断された患者は、学校や

仕事を休むことになるので、感染症の広がりを食い止めることになります。新しい患者を減らすことは、全体の抗微生物薬の使用量も減って、耐性化しにくい環境作りにも繋がります。

　地域や施設によって診療を受ける患者層に特徴があるため、分離菌や薬剤感受性の特徴も異なります。例えばメチシリン耐性黄色ブドウ球菌（MRSA）が多い施設と少ない施設では、抗MRSA薬を使うかどうかの判断の重みが変わります。ペニシリン系薬への耐性の割合が多いとわかっていれば、エンピリック治療として他の薬剤を選択することが可能です。自施設の薬剤感受性の情報をまとめた**アンチバイオグラム**は、薬剤選択の際の資料として役に立ちます。

　また、検査室で検出している微生物の動向は、**感染対策チーム**（Infection Control Team：**ICT**）と共有されています。ICTが注意すべきとした微生物、耐性菌については、定期的に検出状況が報告されています。また、日常の検査の中で徐々に増えてくるものについては、日々の統計をとることによって初めて気付くことができます。このように、微生物検査の情報は、感染対策上の対策を取るきっかけとなるとともに、その対策がうまくいっているのかの判断指標にもなります。2012年度からは、地域ぐるみでの感染対策の一環として**感染防止対策地域連携加算**を算定できるようにもなりました。各地域での具体的な課題がどのようなところにあって、どのような対策をとるべきかということを考えていくうえでも、各施設での微生物検査情報が利用されています。

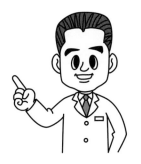

微生物検査の基本

微生物検査の対象者
―感染症を疑う時

森永芳智

　発熱は感染症で一般的にみられる代表的な症状です。感染症で出現する症状には、感染局所に由来する症状（咳嗽、喀痰、下痢、咽頭痛など）と、全身の反応による症状（発熱、関節痛、悪寒、倦怠感など）があります。ところが、これらの症状は膠原病やアレルギー、薬の副作用などでも出ることがあるので、まずは感染症かどうかという意味も含めて判断していく必要があります。

検査をするかしないかをどう判断している？

　私たちは日常の診療の中でごく自然に検査を利用しているつもりですが、検査をするまでにはそれなりの判断がはたらいています。
　具体的な例として、以下の患者がインフルエンザかどうかということを考えてみます。

> Aさん　夏。37.0℃の発熱、下痢。
> Bさん　冬。39℃の発熱、鼻汁、関節痛。自宅でインフルエンザの子供を2日間看病していた。
> Cさん　冬。37.0℃の発熱、軽い鼻汁。職場に発熱していた人がいた。

　Aさんの場合には、インフルエンザの可能性はほとんどないため、検査を行うことはないでしょう。ところが、Bさんはインフル

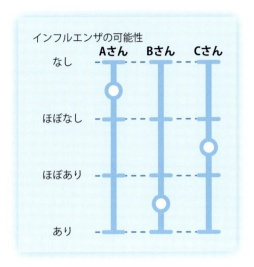

図1　閾値モデル

エンザの可能性は非常に高くなるので、その確認の検査を行うことが多くなります。Cさんは普通の風邪（急性上気道炎）かもしれません。このような場合にはインフルエンザ抗原検査を行って、陽性であればインフルエンザの治療を行いますし、陰性であればウイルス性上気道炎として対症療法を行うことになります。

　問診や診察の情報の結果、その疾患がないとほぼ断言できる場合（Aさん）、その疾患があるとほぼ断言できる場合（Bさん）、どちらともいえない場合（Cさん）に分けることになりました（図1）。したがって、検査の対象となる人は、結果によって治療方針が変わるCさんと、確認が必要なBさんと判断したことになります。検査結果が与える影響はCさんで最も大きいとも言えます。

　このように、患者を取り巻く状況と照らし合わせて感染症の可能性があるのかないのかという判断ライン（**検査閾値**）を超えた場合

微生物検査の基本

表1　微生物検査を行う判断に影響を与えうる因子

カテゴリー	影響を与える因子
患者の基本情報	年齢（小児、高齢者）、性別
生活環境にかかわるもの	周囲の流行状況（季節性、家庭・施設内流行など） 市中、院内、医療介護施設 感染症に特徴的な経過（旅行、食事、性行為など）
治療行為にかかわるもの	手術・処置歴、人工物の有無 糖尿病、慢性腎不全、悪性腫瘍などの基礎疾患 ステロイドや免疫抑制薬の投与 化学療法 分子標的治療薬 疾患の重症度
感染症病態にかかわるもの	症状のパターン（膿性分泌物、高熱、激しい疼痛など） 想定される原因微生物（ウイルス性か細菌性か） 感染症の重症度 抗微生物薬での治療歴

には検査が役に立つことになります。このラインは、様々な背景によって影響を受けやすく（表1）、とりわけ"原因がウイルス性か細菌性か"、"感染症のリスクが高い人か"という視点が、微生物検査を行う上で一般的に重要視されている視点です。

感染症のリスクが高い人たち

微生物検査を積極的に行う必要があるような人は、どのような人たちでしょうか。

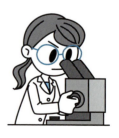

◆ 免疫機能が低下した人

先天的に免疫が低下した人、糖尿病や腎不全、肝不全などの基礎

疾患を持つ人、ステロイドや免疫抑制剤の投与を受けている人は、感染症にかかりやすく、重症化しやすいため注意が必要です。

◆ 小児、高齢者

小児や高齢者では、感染症の臨床経過が典型的ではないことがしばしばあります。また、うまく自分の症状を伝えることができない人もいますので、疑わしいときには検査で確認する必要があります。

◆ 重症患者

集中治療を必要とする患者は、生命を維持するためのチューブやカテーテル類が体内に挿入されています。このような場合は、少しの発熱であっても**デバイス関連感染症**を疑って積極的な微生物検査が求められます。

◆ 悪性腫瘍の化学療法中の患者

化学療法中には、極端に好中球が少なくなり腸管の細菌が血流に移行して敗血症を起こす、好中球減少性発熱を起こすことがあります。この場合には、直ちに血液培養を行って、治療を開始する必要があります。

◆ 臓器移植後患者

臓器移植を受けた患者は、免疫抑制薬の投与を受けます。このような患者では、無症状であっても定期的に監視培養や抗原検査を行ってモニタリングを行います。少しでも感染症の疑いがある場合は、追加の微生物検査と治療が並行して開始されることがほとんどです。

3 微生物検査の種類
―検査の特徴とメリット・デメリット

村田美香

① 塗抹検査[1,2,3]

　塗抹検査は細菌検査において最も早く結果が得られる検査です。検査室に検体が届いてから、早くて数十分で結果が得られます。菌の大きさは数μmであり、肉眼で菌を観察することはできないので、光学顕微鏡を用いて1,000倍に拡大し、染色像を確認します。塗抹検査だけでは、原因菌の決定は困難ですが、検査材料によっては菌種の推定まで可能となり、速やかな治療方針の決定に役立ちます。

　塗抹検査には、染色標本と無染色新鮮生標本がありますが、一般的に検査室で行われている染色標本は**グラム染色**です。染色を行わないで直接観察する**無染色新鮮生標本**は主に寄生虫の検査に用います。グラム染色では、検体中の菌の存在をみつけるだけでなく、その背景にある白血球の様子をみて、宿主側の状態を推測します。白血球が菌を飲み込む貪食像（図1）が観察できた場合には、その菌が感染症の原因菌であると解釈します。

◆ グラム染色

原理

　菌の細胞壁の構造の違いを利用して青色（グラム陽性菌）と赤色（グラム陰性菌）に染め分けます。細菌は青色→脱色→赤色の順で2回染色されます。染色では、ほとんどの菌が最初の染色によって

青色に染色されます。厚いペプチドグリカン層で覆われた細胞壁を持つグラム陽性菌は脱色されにくいため、青色に染まったままですが、細胞壁が薄いグラム陰性菌は脱色されやすいため、後染色で赤色に染色されます。

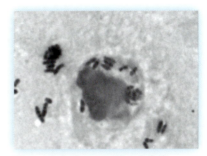

図1　白血球による菌の貪食像

●メリット
①特別な機器や技術が必要なく、安価で簡便。
②迅速性に優れている。
③培養で生えにくい菌をみつけることができる。

●デメリット
①菌数が少ないと検出できない。
　（一般細菌では1 mL中に10^5個以上ないと観察できない。）
②結果がばらつきやすい。（菌量の少ない菌の見落とし、抗菌薬投与後など）
③染まりにくい菌も存在する。
④治療で死滅した菌も観察するため、培養結果と一致しないことがある。

② 培養検査[1, 3]

　培養検査は、培養→同定検査→抗菌薬感受性検査の流れで行われます。

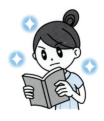

② 微生物検査の基本

◆ 培養[1]

　「培養」とは栄養の豊富な培地に菌を増殖させることをいい、菌種の同定と薬剤感受性検査を行うために不可欠です。培養には、培地の種類の工夫と、培養の条件の工夫が必要になります。菌の中には結核菌などの抗酸菌・嫌気性菌・レジオネラ・真菌のように、特定の条件下でしか発育できない菌もいます。培地や培養環境が適切でなければ検体中に菌がいたとしても発育させることはできません。適切な検査を行うには臨床側からの情報が重要となります。適切な環境下で培養を行うと、菌は増殖し目にみえるほどの集落（**コロニー**）を作ります。この増えた菌を用いて菌種の同定や抗菌薬の感受性の検査を行います。

　●メリット
　①検体中の菌数が少ない場合でも検出できる。

　●デメリット
　①菌の発育に時間がかかる。
　　（最終結果まで早くて2〜3日、特殊な菌では1週間以上かかる。）
　②原因菌が必ずしも培養で生えるとは限らない。
　③適切な培養条件の選択が必要。

◆ 同定検査

　菌種の同定は菌の生化学的な性状を用いて行われてきましたが、この方法にはコロニーが確認されてから、さらにもう1日培養時間が必要となります。近年では、菌種の同定にマトリックス支援レーザー脱離イオン化飛行時間型質量分析装置（**MALDI-TOF MS**）

を用いた方法が普及しつつあり、菌のタンパク質を調べることによって菌種の同定を行っています。この方法により、多くの検体が提出翌日には菌種の報告が可能です。

●メリット
①抗菌薬の選択ができる。
②常在菌やコンタミネーションの判断が可能となる。

●デメリット
①正確に同定できない菌が存在する。

◆ 抗菌薬感受性検査[3]

検出された菌にどの抗菌薬が有効であるかを調べる検査です。菌の発育を阻止する最も低い抗菌薬濃度〔**最小発育阻止濃度（Minimum Inhibitory Concentration：MIC）**〕として判定されます。各濃度の抗菌薬を含む培地に菌液を接種し、一定時間培養した後、培地上の菌の発育の有無で MIC 値を判定します。

●メリット
①効果のある抗菌薬が分かる。

●デメリット
①患者の体内での抗菌薬の効果を表すものではない。
　（抗菌薬の選択には使用する薬剤の特性や患者の臨床背景
　の考慮が必要。）
②培養で十分な菌量がないと検査ができない。
③発育しにくい菌では結果が得られないことがある。

微生物検査の基本

③ 抗原・抗体検査（免疫学的検査）

◆ 抗原検査

　抗原検査は一部の細菌や真菌、ウイルスの診断に用いられ、イムノクロマト法を原理とする様々なキットが市販されています。30分程度の行程で終了するものが多く、操作が簡単で迅速性に優れています。検体中のターゲットの濃度が低いと検出できないため、抗原検査で陰性であるからといって、感染を否定できるわけではありません。抗原検査の対象となっている微生物は、頻度が高い、重症化しやすい、感染対策上重要などの特徴があります（表1）。

表1　抗原検査が可能な項目と検査材料

	関連疾患	鼻咽頭ぬぐい液	尿	便	血液	髄液
ヒトメタニューモウイルス	呼吸器感染症	○				
RSウイルス	呼吸器感染症	○				
マイコプラズマ	呼吸器感染症	○				
肺炎球菌	呼吸器感染症	○（喀痰）	○			
レジオネラ	呼吸器感染症		○			
A群β溶血性連鎖球菌	咽頭炎・扁桃炎 ※劇症型あり	○				
アデノウイルス	咽頭結膜炎／胃腸炎	○		○※1		
ロタウイルス	消化管感染症			○		
ノロウイルス	消化管感染症			○		
ベロ毒素／O-157	消化管感染症			○		
クロストリジウム・ディフィシルトキシン	消化管感染症			○		
真菌（β-Dグルカン・カンジダ・アスペルギルス・クリプトコッカス）	深在性真菌症				○	○

※1　結膜炎・胃腸炎兼用と、胃腸炎のみ対応のキットあり

イムノクロマト法は場所を選ばず簡単に行える検査ですが、添付文書に従い、精度を保って行うことが重要です。

原理

検体を、標識抗体を含む膜上に滴下すると、検体中に存在する細菌やウイルスの抗原は、膜上を移動しながら標識抗体と結合します。結合した標識抗体 - 抗原の複合体はさらに膜上の捕捉抗体に捕まえられ標識色素のラインが目で確認できます（図2）。

●メリット
①操作が簡単で迅速。
②特殊な装置を必要とせず、検査の場所を選ばない。

●デメリット
①目視判定のため、結果がばらつく。
②判定時間を厳守しないと結果に影響が出る。
③陰性の結果は必ずしも細菌やウイルスの存在を否定できるものではない。
（検体中のターゲットの濃度が低いと検出できない。）

◆ 抗体検査

培養検査や抗原検査で原因菌の存在を直接証明できないような微生物による感染症の診断に用いられ、その主な対象はウイルスです。抗体検査は宿主の体内で産生されたウイルスに対する抗体を検出し、間接的にウイルスの感染を証明するために行われます。十分な抗体量がないと検出できないため感度が低いこと、感染初期と回復期の抗体価の上昇をみるため、時間がかかることから、利用は限定的です。

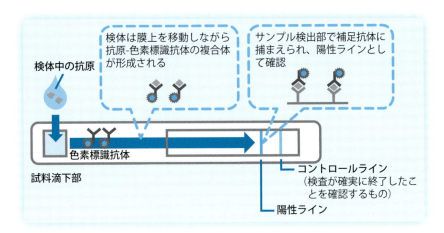

図2　イムノクロマト法の原理

④ 抗酸菌検査[4]

　抗酸菌感染症の診断は、塗抹検査・培養検査・核酸増幅検査・抗 *Mycobacterium avium* complex（MAC）抗体検査・Interferon-γ Release Assay（IGRA）検査で行われています。これらの検査は大きく2つに分けられ、1つは菌体または菌体抽出物を直接検出する方法（直接法）、もうひとつは感染したヒトの体内で作られる抗体や生理活性物質を測定して間接的に感染の有無を調べる方法（間接法）です（表2）。

　IGRA検査は、間接法の1つで、接触者検診や免疫抑制患者の健康管理、結核菌が検出されない場合の補助診断に用いられます。ツベルクリン反応（ツ反）に比べ、BCG接種や非結核性抗酸菌症の非特異的な影響が少ない反面、過去の感染との区別ができないという欠点があります。

　抗酸菌検査において、結核と非結核性抗酸菌の鑑別が、治療方針

表2 抗酸菌検査の利点と欠点

		塗抹検査	核酸増幅検査	培養検査	抗 MAC 抗体検査	IGRA 検査
検査対象		菌体または菌体抽出物（直接法）			血液（間接法）	
所要時間	前処理	1.5～2 時間			不要	
		約 30 分	約 2.5 時間	2 週間以上	約 3 時間	2 日以上
利点		簡便かつ迅速	検体から直接検査可能なため迅速 結核菌と非結核性抗酸菌の鑑別が可能	感度が高い 薬剤感受性試験が可能	患者の負担が少ない 菌が検出されない場合の補助的診断として有用	BCG 接種や非結核性抗酸菌の影響を受けない
欠点		菌量が少ないと観察できない		時間がかかる		活動性結核と潜在性結核の鑑別ができない

の決定や感染対策上、とても重要です。菌種の同定には培養検査もしくは核酸増幅検査が必要となりますが、培養検査は最も時間のかかる検査であるため、検体から直接行う核酸増幅検査が用いられています。

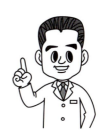

⑤ 遺伝子検査[4]

　菌の遺伝子検査は、主に菌の検出や同定に用いられます。遺伝子検査では、菌の核酸を抽出する前処理という行程が必ず入り、これには通常数時間を要します。抽出した核酸には目的遺伝子自体は少量しか含まれないため、**Polymerase Chain Reaction（PCR）法**や **Loop-Mediated Isothermal Amplification（LAMP）法**を用いて遺伝子を 10～100 万倍に増幅し、検出します。

　保険診療の遺伝子検査は抗酸菌・クラミジア・淋菌・マイコプラ

ズマ・レジオネラ・HBV・HCV・HPV・HIV を検査の対象としています。また、環境が整っている施設では、日常の検査を超えて遺伝子検査を行うことができるため、以下のような目的で行っていることがあります。ただし、費用や労力の負担がありますので、管理者と目的や解析手法の妥当性について協議が必要となることがほとんどです。

1. 培養困難な菌の検出
2. 生化学的性状では同定できない菌の同定
3. 毒素産生性や薬剤耐性遺伝子の検出
4. 院内感染時の疫学的解析

●メリット
①培養に時間がかかる菌では迅速に結果が得られる
②客観的な判定ができる
③定量的な判定が可能

●デメリット
①専用の装置や手技の熟練が必要
②菌が死んでいる場合でも陽性となる
③検体中の白血球などのヒト由来細胞の影響を受ける
④コストがかかる

文献

1）岡田　淳ほか：臨床検査学講座　微生物学／臨床微生物学　第 2 版. 医歯薬出版，東京，2007
2）金井正光監修，奥村伸生ほか編集：臨床検査法提要　改訂第 33 版. 金原出版，東京，2010
3）青木　眞：レジデントのための感染症診療マニュアル　第 2 版. 医学書院，東京，2008
4）赤松紀彦ほか：Ⅲ 病原体検出の実際　4.抗酸菌（結核菌・非結核性抗酸菌）. 化学療法の領域　増刊号 31（S-1）：118-125，2015

微生物検査の臨床応用

3

微生物検査の臨床応用

I 臨床応用のための検査プロセス

1 検査のオーダー
―検査内容の組み立て方

森永芳智

　感染症の診療を行っていくうえで、診断の過程は治療方針に大きく影響を与える重要なステップです。治療方針の判断材料として微生物検査をうまく活用するためには、どのような検査内容を、どのタイミングで、どんな方法で検査室に提出するのかということがポイントとなってきます。微生物検査を行う目的には大きく二つあり、感染症の原因微生物を特定するためと、保菌者をスクリーニングするためです。

感染症診断が目的のとき

◆ どのようなときに微生物検査が必要なのか？

　感染症の中には、風邪（急性上気道炎、感冒）や軽い腸炎のように自然によくなるものが多く含まれます。原因のほとんどはウイルス性で抗菌薬を用いる必要がなく、多くの場合は微生物検査を行いません。

　感染症には流行性があります。たとえば、インフルエンザは冬に多く、感染性胃腸炎の原因は、冬ではノロウイルス、アデノウイル

ス、ロタウイルスなどのウイルス性が増えますが、夏は細菌性が増えます。また、感染症を起こしやすい人もいて、症状の出現が遅れたり意思表示が困難なことがある高齢者や、基礎疾患を持っている人では、早めに検出して適切に治療を行う必要があります。つまり、だれにどのような検査を行うべきかは微生物側と宿主側の要因に影響されます。

◆ 検査と対応する微生物（表1）

　感染症の原因微生物を特定するためのもっとも良い方法は、感染症を起こしている部位から直接微生物を証明することです。培養検査はその唯一の方法で、細菌あるいは真菌を対象として、検体の由来がどこであっても利用できる基本的な検査です。培養検査では、グラム染色、培養同定検査、薬剤感受性検査を一連の検査過程として行います。ただし、抗酸菌や、嫌気性菌、レジオネラ、真菌などは、専用の培地や特殊な培養条件でないと発育しません。このような微生物を検出したい場合には、依頼時に目的微生物を明確にしておく必要があります。臨床的に頻度が高いか、重症化することがあ

表1　一般的な診療で利用できる検査方法（微生物の種類）

微生物の種類	培養検査	抗原検査	抗体検査	遺伝子検査	その他
細菌	○	△	×	×	
抗酸菌	○	×	△	○	
真菌	○	○	×	×	
ウイルス	×	○	○	×	
リケッチア	×	×	△	×	
寄生虫（原虫）	×	×	×	×	顕微鏡で観察

○：一般的に広く利用される　△：特殊な微生物を標的に利用される
×：一般的には利用できない（専門施設で行えることがある）

る細菌あるいは真菌では抗原検査が利用できます。

　ウイルスの検出には一部に限って抗原検査が利用でき、迅速性の面からも優れています。抗体検査は、主にウイルス感染症の診断に用いますが、感染症の間接的な証明であることとペア血清で評価するために時間がかかることから、利用は限定的です。

◆ **感染症ごとでの検査オーダー**（表2）

　呼吸器感染症では下気道検体を採取して培養検査を行います。抗原検査として、喀痰では肺炎球菌あるいはマイコプラズマの検出、尿ではレジオネラ、肺炎球菌の検出も可能です。抗酸菌感染症を疑うときには、抗酸菌染色、抗酸菌培養、遺伝子検査（PCR法）を同時に行います。また、肺結核を疑う場合には胃液を利用した検査も有用で、無意識に飲みこんだ喀痰に含まれる結核菌の検出が可能です。その他、インフルエンザウイルス検出や小児でのRSウイルス検出には鼻腔ぬぐい・洗浄液、A群溶血性レンサ球菌やアデノウイルスの検出には咽頭ぬぐいを提出します。

　腸管感染症では培養検査と抗原検査が重要です。入院中の患者に多い偽膜性腸炎の診断には、クロストリジウム・ディフィシル抗原検査を用います。ウイルス感染症では、ノロウイルス、アデノウイルス、ロタウイルスの抗原検査ができますが、保険が適用される患者が限定されます。重症の下痢症や食中毒で細菌感染症を疑うときには、ベロ毒素、O-157の抗原検査での検出も可能です。寄生虫の検出には鏡検を行う必要があり、検査部門へ確認が必要な場合があります。

　血流感染症では2セット以上の血液培養検査のほか、真菌の検出目的にβ-Dグルカンという抗原検査も利用できます。微生物の侵

I　臨床応用のための検査プロセス
❶ 検査のオーダー

表2　一般的な診療で利用できる検査方法（材料の種類）

材料の種類	培養	抗原検査	抗体検査	遺伝子検査
分泌物・各種ぬぐい液	○	○	×	×
膿穿刺液	○	×	×	×
呼吸器	○	○	×	○ （抗酸菌）
尿	○	△ （肺炎球菌・レジオネラ）	×	×
便	○	○	×	×
血液	○	○	○	×
その他	○	×	×	○ （抗酸菌：胃液、淋菌 / クラミジア・トラコマチス：咽頭・子宮頸管・尿）

○：一般的に広く利用される　△：材料とは別部位の感染症の診断に利用される
×：一般的には利用できない（専門施設で行えることがある）

入経路の探索を目的に、喀痰、尿、便、カテーテルの培養も同時に行うことがあります。

　その他として、髄膜炎では、髄液の培養検査（細菌、抗酸菌、真菌）に加えて、迅速に検出するために鏡検（グラム染色、墨汁法）、抗原検査も行うことができます。流行性角結膜炎ではぬぐい液のアデノウイルス抗原検査を行うことができます。淋菌 / クラミジア・トラコマチス遺伝子検査では、尿道ぬぐい・初尿（男性）、子宮頸管ぬぐい（女性）、咽頭ぬぐいを専用の採取用具で採取し、専用容器で輸送する必要があります。

　日和見感染症のように早期の微生物の検出が望まれる場合には、感染の疑いがある部位の培養検査を積極的に行います。特に、移植医療では早期の感染症診断が必要ですので、一般的な血液検査やβ

41

-D グルカンの測定、血液中のサイトメガロウイルス抗原の定期的なモニタリング、発熱時の各種培養検査が必要です。

◆ まれな感染症の診断のためには？

　まれな感染症の診断は、専門の施設でしかできません。多くの場合には、どこの施設に、何の検体を、どのような方法で送るかを確認することになります。後日、専門の施設で検査ができるように、全血や血清などの血液、生検などで得た組織を保管しておくことで活用することもあります。この場合には、解析を行う施設の指示に従って、管理、輸送しなくてはなりません。また、結果が判明するまでにも時間を要すこともあります。

定着検出が目的のとき

　定着の有無を確認するために行う監視培養は、感染制御の面のほか、リスクとなる患者の感染症の予防策や治療方針の参考になります。最も一般的な検出対象であるメチシリン耐性黄色ブドウ球菌（MRSA）は、手術後や救命治療の現場では、感染症治療面や感染制御面での方針に影響を与えます。黄色ブドウ球菌は鼻腔に定着しやすいので、鼻腔ぬぐいの培養検査を行うことが一般的です。

　その他、施設の方針により、必要に応じて基質特異性拡張型 β-ラクタマーゼ（ESBL）産生菌や、カルバペネム耐性腸内細菌科細菌（CRE）などの腸管への定着の把握を目的に、便検体でのスクリーニングを行うこともあります。アウトブレイクを受けて期間や病棟を限定して行ったり、地域によって異なる薬剤耐性菌の状況に合わせて行ったりなど、目的は様々です。

② 検査のタイミング
― 検査結果の影響

森永芳智

微生物検査結果を有意義なものとするためには、検体採取のタイミングも重要です。タイミング次第で陽性になるものが陰性となってしまうこともあります。

抗菌薬を始める前という原則

微生物検査のためのサンプリングは、抗菌薬を投与する前に行うことが原則です。抗菌薬を投与してしまうと、体内の菌量は急速に減少してしまいます。抗菌薬が投与された直後に塗抹染色を顕微鏡で覗いてみると、菌体が伸びたり、部分的に膨れあがったりした菌が観察されることがあります（図1）。原型をとどめないため、もはや何の菌がいたのか判断することができません。また、このようになった微生物は、培養検査でも発育することはできません。つまり、抗菌薬を投与するというポイントの前か後かで、全く微生物検査の結果が変わってくることになります。

治療を開始した後や、経過がよくないために検査をする必要がある時には、次の抗菌薬を投与する直前が最も抗菌薬の影響を受けにくいことになります。ただし、高熱がある時や、予断を許さない時には、それまで待たずに血液培養など必要な微生物検査を積極的に行うべきです。

3 微生物検査の臨床応用

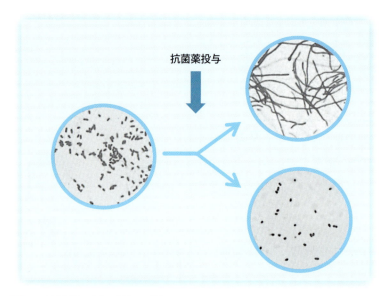

図1　抗菌薬で変わる菌の形態

血液培養のタイミング

　敗血症は、急激な発熱や、悪寒、意識レベルの低下、血圧の低下など、重症感のある臨床像を示します。このような状態では、敗血症を疑って血液培養を行いますが、採取するタイミングはどのような点に注意すべきでしょうか。

　微生物が血流に侵入すると、急激に菌量が増加することになります。一方、私たちの体は悪寒を伴いながら体温を上昇させ、微生物の侵入に応答を始めます。また、微生物を排除する機構も備わっているため、血流を流れる菌量は変動して、徐々に減少していきます。臨床症状は、血流を流れる菌量に遅れて変化するため、悪寒が始まる頃には菌量はすでにピークに達しており、発熱のピークを過

ぎた頃には血流を流れる菌量は極端に減ってしまっています（図2）。したがって、血液培養検査を行う最も適したタイミングは、急な発熱や、悪寒が現れはじめ、発熱のピークになる頃までと言えます。血液培養検査で陽性となる症例は検査対象者の10〜20%程度です。できる限りこの検出率を落とさないように、タイミングを逃さずにサンプリングすることが重要です。

　敗血症診療では、適切な抗菌薬の投与とともに、血流への菌の供給元となっている感染巣のコントロール（ソースコントロール）をうまく行うことが重要となります。発熱が継続する場合には、適切な抗菌薬を選択できていない可能性と、ソースコントロールがうまくいっていない可能性が考えられます。最初の検査から3日前後経過した頃が、血液培養の再検で微生物学的情報を入手するとともに、新しい膿瘍ができていないか、心内膜炎がないかなどの評価を行う時期になります（図3）。

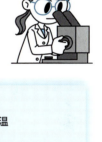

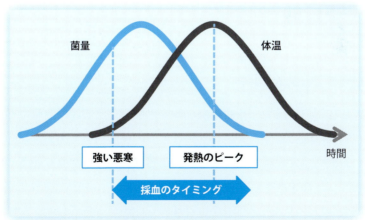

図2　敗血症における血液菌量と体温の関係

③ 微生物検査の臨床応用

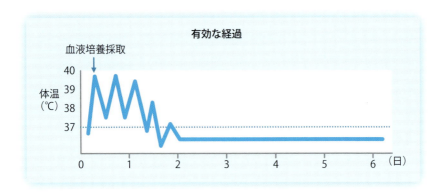

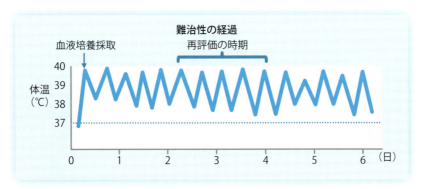

図3　敗血症での再評価のタイミング

重症患者でのタイミング

　大きな外科手術や、救命病棟、集中治療室などで医療を受ける人は、病棟に入る時点で鼻腔や咽頭などへの保菌状況をあらかじめ評価しておくべきです。このような人たちは、医療者が施す処置や治療を介した感染症を起こす機会が多くなります。治療の遅れで経過が悪くなりやすい人たちばかりですので、定着を把握して、耐性菌による感染症に備えておくことが重要です。

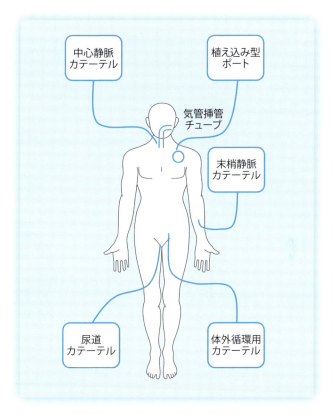

図4　重症患者管理に必要となる人工物類

　また、重症の患者では、カテーテルやチューブ類の人工物を通じて体内と外部が連続した環境が形成されます（図4）。症例によっては感染症の兆しを捉えるために、**監視培養**として無症状の時から行うこともあります。とくに発熱があったり、炎症所見があったりする場合には、喀痰、尿、ドレーン排液などの培養を提出するタイミングといえます。気管挿管中の人で、喀痰分泌物が増えた時や膿性成分が混入する時は、**人工呼吸器関連肺炎**（Ventilator Associated Pneumonia：**VAP**）を疑ってグラム染色や培養検査を行うべきです。その他、**カテーテル関連血流感染**（Catheter-Related Blood Stream Infection：**CRBSI**）と考えてカテーテルを抜去する際も、そのカテーテル先端の培養を行う良い機会です。

　抗菌薬の有効性を正確に評価する時には、少なくとも抗菌薬を投与する前、投与終了時、投与終了 7 〜 14 日後に微生物検査を行います。すべての患者でこのスケジュールで検査をする必要はありませんが、重症患者や感染症のリスクが高い患者では、必要に応じて確認することも大切です。

3 検査前や検査途中の情報収集
—結果が出る前でも得られる情報

森永芳智

検査室での行程だけを検査と考えがちですが、検査の質には検体を採取しようと考えてから、検査結果を利用するところまでが影響を与え、①**検査前過程**、②**検査過程**、③**検査後過程**に分けることができます（図1）。②の過程は、ほぼ検査室内での業務にかかわる内容で、検査試薬が正しく反応し、機器が正しく機能し、定められた手順で行われ、定められた基準で判定するということが含まれます。より有用な情報を早く入手し、うまく活用するには、臨床側で①の過程をできるだけ確実に準備して検体を検査室に渡すことと、

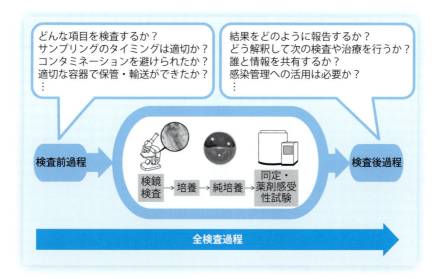

図1　結果にかかわる検査の全過程

②の過程で検査室が把握していることを誤解なく理解することが大切です。

検査前過程

　検体を検査室に預ける前に、どんなタイミングで、どんな方法で、どんな容器を使用するのかを考えなくてはなりません。当然、**コンタミネーション**（常在菌の混入）を避けることが望ましく、検体の質が悪ければ、良い結果を望むことはできません。この過程での情報共有を行う工夫が必要です。

　検体が検査室に届くまでには、医師、看護師、輸送担当助手、検査技師などが携わります。できるだけ確実に検出したいと思うのならば、輸送を担当する人にも適切な管理下で確実に検査室に届くように声をかけるべきで、検査室へもそのような検体が届くことを事前に伝えることが大切です。髄膜炎菌は温度条件に、肺炎球菌や嫌気性菌は時間がたつと死滅しやすいように、念頭にある菌種ごとで注意すべきことがないか配慮しなくてはなりません。また、患者へのアドバイスでも検査結果が変わり、例えば淋菌を疑って尿を検査したい場合には、患者本人に初尿をとるように指導する必要があります。指示を出す医師だけが検査前過程に注意するのではなく、検体が手元からはなれて検査室に届くまでのプロセスでどんな人がかかわるのかを把握し、施設ごとで異なる事情も踏まえてできるだけの準備をすることが大切です。

最終結果までに参考となる情報

　微生物検査室は、生き物を扱うという極めて特殊な検査環境ですので、微生物の様子を観察することができ、最終結果を報告するまでに参考となる情報があります。血液培養を例として検査過程で参考となる情報にはどのようなことがあるのかを考えてみます。

　血液培養が陽性となると、グラム染色情報を添えてただちに主治医に連絡が入ります。主治医はその情報をもとにして、それまでの治療方針が妥当だったかの検証を行い、治療内容を検討することになります。ただし、最終結果が判明するにはさらに2日は必要ですので、この間に治療方針の参考となる情報が得られれば、より有効な治療ができるかもしれません。最終結果より前の情報は、不確かさを含んでいるため正式な報告形態をとることができませんが、この様な性質の情報であると十分理解した上であれば、参考情報として診療に活かすことができます（図2）。

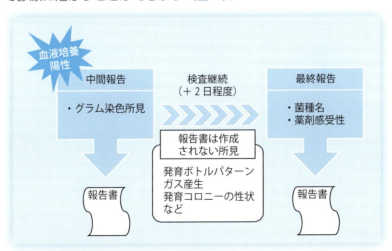

図2　血液培養検査過程と参考となる情報

表1 発育ボトルのパターンと想定される菌種例

| 発育パターン || 解釈 | 菌種例 |
好気ボトル	嫌気ボトル		
○	×	発育に酸素が必要な微生物	緑膿菌 *Stenotrophomonas maltophilia*
○	○	どちらの環境でも発育可能な微生物	大腸菌　*Klebsiella* 属
×	○	酸素があると発育できない微生物	*Bacteroides* 属　*Fusobacteria* 属

◆ 培養陽性の日

　血液培養が陽性となった日に、検査室ではボトルの種類による発育状況、ガス産生の有無、グラム染色の各所見がわかります。

　血液培養では好気ボトルと嫌気ボトルのセットで採取していますので、微生物の特性によってそれぞれへの発育状況に特徴がでます（表1）。酸素がある環境でしか発育できないような緑膿菌は好気ボトルで発育しますが、嫌気ボトルでの発育は困難です。一方、極端に酸素を嫌う偏性嫌気性菌は、好気ボトルは発育せずに、嫌気ボトルでのみ発育します。その他の多くの菌は、どちらのボトルにも発育できますが、このパターンは採取血液量、抗菌薬投与状況などの採取時の条件にも左右されます。

　また、陽性となったボトルからサンプルを抜く時に、ボトル内のガス産生の有無が確認できます。腸内細菌科や嫌気性菌の中には発育にガス産生を伴うものが多くいますので、その可能性を示唆するサインであるといえます。

◆ 培養陽性翌日

　翌日には、培地上に発育したコロニーの観察が可能になります。どの培地に発育したかや、発育コロニーの性状でさらに識別が可能

になります。グラム染色では識別が難しい腸内細菌科細菌も、この時点ではある程度絞られ、少なくとも考えにくい微生物を認識することができます。

③ 微生物検査の臨床応用

④ 臨床応用のためのコツ・工夫
―現場活用に備えた事前措置

森永芳智

　微生物検査を最大限に臨床で活用するコツは、臨床側と検査室側が双方向性に情報を共有し、直接協議することです。臨床側からと、検査室からとの少し違う視点が、感染症の診断に貢献します。微生物検査をよく理解している医師ほど、検査室と協力して難しい症例を解決に導いています。

検査室内でのプロセスを一歩進める患者の情報

　感染症の原因となる微生物は多岐にわたります。考えられる微生物を絞り込み、その微生物を捉える検査を選ぶには患者背景や病状経過を参考とすることになります。この情報は検体が検査室に持ち込まれてからも活用されることがあります。微生物検査室が施設内にある場合には、オーダー紙面（画面）では伝えにくい内容も含めて直接話をすることも重要です。

　例えば、"海外渡航後の下痢"という情報は、便からは当たり前に発育する大腸菌を、常在菌と考えて検査を終えるのか原因菌と考えて検査を進めるのかの判断にもかかわってきます。"臨床経過から細菌感染症ではないようだ"という情報が基になって検査室内で一工夫された結果、真菌感染症やノカルジア感染症が診断されるようなこともあります。検査室では日常的に手間をかけることは難しいですが、何か手がかりが欲しい時には相談してみることです。

また、経験が少ない感染症を診断するためには、どのような検査を行えばよいかわからないことがあります。教科書やインターネットには必要な検査項目が載っていますが、自分の施設からどのように依頼するのかまでの情報にたどり着かないこともあります。培養できないウイルスや寄生虫などは、どうしても専門の解析施設や研究施設に送ることにはなりますが、培養可能な微生物であれば、まれな菌でもいくつかの**生化学的性状**を自施設で確認して、菌名を特定できることもあります。自施設でどこまでができて、どこからができないかということは問い合わせてみないとわかりません。

結果を正しく理解する工夫

検査室からの報告で、同定結果が "*Acinetobacter* spp." のように表記されていることがあります。これは *Acinetobacter* 属が検出されたと言う意味で、"*Acinetobacter* ○○" のように、○○に当てはまる**種名**を確実に報告できるほどの品質が保証できない、あるいはそこまで決定する意義がないということを示しています。用いる機器・手段の性質によって、"*Acinetobacter*" と**属名**までは正しく評価できるが、種名は不確かさが混在する場合があります。検査室は確かな情報を発信する義務があるので、必要に応じて属名で、属名すらも難しい場合にはグラム染色所見で、報告することがあります。より細かく同定するには、より手間ひまがかかる手法が必要で、その解釈にも専門的な知識を必要とします。

また、**質量分析**を導入した施設では、バラエティ豊かな菌名が同定されるようになりました。質量分析では細かく分類できるため、初めて聞く菌名に出会うことがあります。ただ、珍しい菌だと思っ

ていたところが、実はこれまで別の菌名で報告していた微生物であることがあります。学会発表すべき珍しい菌なのかどうかは検査室が最も把握していますので、確認しておくことを勧めます。

鑑別に行き詰まった時の工夫

なかなか診断がつかない感染症や、珍しい経過をたどる感染症、急速に重症化する感染症など、一般的な知識や経験ではうまく説明できない場面に遭遇し、何とか診断がつかないかと悩むことがあります。そのような時には、検体を保存しておくとあとで役に立つことがあります。私たちが知らない感染症はまだまだたくさんあるようです。2010年に初めて見つかった重症熱性血小板減少症候群(Severe Fever with Thrombocytopenia Syndrome：SFTS)ウイルスは、2013年に国内でも感染症患者が確認されましたが、ウイルスが発見される以前に医療機関が凍結保存していた検体を使ってウイルスを証明した症例も含まれています。

一般的には、血液検体が管理や活用の面から扱いやすく、全血と血清を保管できればより後日の検証の選択肢が広がります。確実にチューブへラベルを貼り、保管台帳をつけ、検体の劣化を防ぐために－80℃の冷凍保存で管理します。血清は抗体価の測定に、全血や血漿は遺伝子検査に利用できる可能性があります。侵襲的な操作で入手した気管支肺胞洗浄液、胸水や腹水、病理組織などは非常に貴重なため、何の検査を行い、保管の必要性がないのかを慎重に判断しなくてはなりません。特殊な微生物の検出が可能なのは、限られた研究室ですので、残された検体で何ができるのかを問い合わせて確認する必要があります。

5 検体の取り扱い方
—正しい採取・正しい保管

碇比呂子

　感染症の診断には微生物検査が必要不可欠であり、様々な種類の検体が提出されます。しかし、検体の採取方法や保存方法が適切でなければ原因菌の検出率が低下してしまうこともあります。微生物検査の検体を採取・提出する際の一般的な注意点について表1に示します。また、微生物検査で提出される主な検体の採取と保存方法のポイントについて表2、図1・2に示します。

表1　検体採取・提出の際の一般的な注意点

検体採取	●滅菌器具を使用する。特に無菌性材料（血液・髄液）は十分な無菌操作を行う。 ●最も原因菌が検出されると考えられるところから採取する。 ●感染症発症初期に採取する。 ●検体は十分量採取する。 ●抗菌薬投与前に採取する。抗菌薬投与中は、血中濃度が最も低くなる抗菌薬投与直前に採取する。 ●できるだけ常在菌の混入を避けて採取する。
採取容器	●検体が漏れないような滅菌容器を使用する。 ●原因菌が死滅しないような適切な培地が入った輸送用培地を使用する。 ●嫌気性菌を疑う場合は、できるだけ空気が入らないように採取し、嫌気性菌用輸送培地を使用する。
保存・提出時	●検体採取後は速やかに検査室に提出する。 ●やむを得ず検体を保存する場合は、適切な条件で保存する。

（文献1〜3より改変・作表）

③ 微生物検査の臨床応用

表2　主な検体の採取・保存方法のポイント

材料	採取容器	採取時	保存方法
血液	血液培養ボトル	● 好気用・嫌気用ボトルに10mLずつ採取する。 ● 十分な無菌操作を行う。 ● 複数セット採取する。	室温
喀痰	滅菌痰コップ	● 検査に適した検体かどうか性状を確認する。 ● 常在菌の混入をできるだけ防ぐ。	
尿	滅菌スピッツ	● 中間尿を採取する。 ● 常在菌や汚染菌の混入を防ぐ。	
膿・分泌物 体腔液	滅菌綿棒、 滅菌スピッツ	● 必要に応じて嫌気性菌採取用容器を用いる。	冷蔵 （4℃）[※]
組織・カテーテル先	滅菌スピッツ	● 検体の乾燥を防ぐ。	
便	滅菌綿棒、嫌気ポーターなどの密閉性の高い容器	● 性状を確認し、血性部分や膿性部分などがある場合はそれら複数ヵ所から採取する。	

※低温に弱い原因菌を疑う場合は室温保存。（淋菌、髄膜炎菌、カンピロバクター属、ビブリオ属、赤痢アメーバなど）

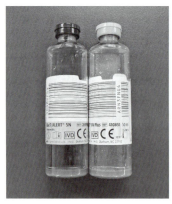

図1　血液培養ボトル

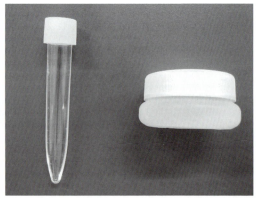

図2　滅菌スピッツ（左）および滅菌痰コップ（右）

I　臨床応用のための検査プロセス
❺ 検体の取り扱い方

表3　血液培養実施対象となる臨床症状

❶ 38℃以上の発熱または 36℃以下の低体温
❷ 悪寒、戦慄
❸ 白血球増加（10,000/μL 以上）
❹ 血圧低下
❺ 重症の局所感染症（肺炎、尿路感染症、髄膜炎、心内膜炎など）

（文献 4～6 より改変）

材料別の採取方法と保存方法、注意点は以下の通りです。

① 血液

　血液培養検査は、採取した血液を液体培地入りのボトルに接種し、感染を引き起こしている原因菌が血液中に侵入していないかを調べる検査です。原因菌が血液中に存在している状態を菌血症といい、緊急性の高い状態です。

◆ 採取方法

　血液培養検査は、表3 に示すような血流感染が疑われる臨床症状がみられた場合に、できる限り早期に実施すべきです。血液を採取するタイミングは、原則として抗菌薬の投与前ですが、すでに抗菌薬が投与されている場合は、抗菌薬の血中濃度が最も低くなる時、つまり次回の抗菌薬投与直前が望ましいといえます。また、血液から原因菌を検出するためには、適切な量の血液を採取することが重要です。通常 1 セット 2 本分（好気用ボトル・嫌気用ボトル）で 20mL 程度採血し、各ボトルに 10mL 程度ずつ注入します。短期間（1 週間以内）での複数セット採取や、38℃以上の発熱に限らず発

微生物検査の臨床応用

表4　血液培養採取手順

❶点滴の入っていない四肢（入っている場合はその末端）を利用する。
❷採血前にアルコール綿で採血部位をしっかりと消毒する。
❸ポビドンヨードで穿刺箇所を消毒し塗布部位を乾燥させる。
❹滅菌手袋を着用し、❸で消毒した穿刺箇所に触れないよう20mL程度（1セット 2本分）採血する。穿刺に失敗した場合は、注射器ごと新しいものに交換する。
❺採血後は、注射針にアルコール綿が直接触れないようにして抜く。
❻培養ボトルの刺入部をアルコール綿で消毒する。
❼各ボトルに10mLずつ血液を入れる。嫌気性菌用ボトルには空気が入らないようにすることが重要である。

（文献4より改変・作表）

熱前の悪寒・戦慄時などに複数回採取することで、原因菌の検出率を上げることができます[4,7]。

　血液を採取する部位は、汚染を受けやすい部位（大腿静脈など）をできるだけ避け、消毒・無菌操作のしやすい部位、かつ複数回において十分量の採血が可能な部位が望ましいでしょう。通常、肘部の静脈（正中皮静脈）あるいは前腕部の静脈（橈側皮静脈、尺側皮静脈）から左右1セットずつ（合計2セット 血液40mL）採取するのが一般的です。具体的な採取方法を表4に示します。培養ボトルに常在菌が混入してしまうと、血液中の原因菌と一緒に培養され増殖してしまうため、無菌操作がとても重要です。

◆ **保存方法**

　採取した血液は、ただちに血液培養ボトルに注入し増菌培養する必要があります。ただちに培養できない場合は、ボトルに注入後、室温で保存します。

表 5　Miller & Jones の分類

分類	肉眼的所見
M 1	唾液、膿を含まない粘性痰
M 2	粘性痰であるが少量の膿性
P 1	膿性痰（膿性部分が 1/3 以下）
P 2	膿性痰（膿性部分が 1/3 ～ 2/3）
P 3	膿性痰（膿性部分が 2/3 以上）

② 喀痰

　喀痰培養検査は、下気道（気管、気管支、肺）感染症の診断を目的としています。口腔内常在菌の混入の少ない良質な喀痰を得ることで、正確な培養検査を行うことができます[8]。

◆ 採取方法

　一般に、早朝起床直後に気道に滞留している喀痰を採取します。口腔内常在菌の混入を減らすために水で数回うがいをし（うがい薬は使用しない）、大きく深呼吸をさせた後、強く咳をして専用容器に喀痰を出します。喀痰採取容器は、容易に喀痰が入れられるように広口になっており、感染防御の面からスクリューキャップが付いた滅菌密閉容器が推奨されています。また、外部から肉眼的性状が確認しやすい透明または半透明の容器が望ましいとされています。

　喀痰は、口腔内常在菌の影響を受けるため、検査に適した質の良い喀痰を採取することが正確な検査結果を得ることに繋がります。肉眼的所見に基づく Miller & Jones の分類（表 5 ）により、検査に適した検体か否かの品質管理を行います。M 1 および M 2 に分類される検体は、唾液など口腔・上気道分泌物の可能性が高く、検

査に適しません。必ず喀痰の性状を確認することが重要です[8, 9]。

　また結核が疑われる患者の喀痰を採取する場合は、採痰ブースなどの隔離された場所で採取しなければなりません。

　患者に採取方法を分かりやすく説明し、理解・協力を得ることで、検査に適した検体を採取することに繋がります[10]。

◆ 保存方法

　喀痰には口腔内常在菌が混入しており、室温に放置することでこれらが増殖するため、ただちに検査室に提出できない場合は冷蔵（4℃）で保存します。

③ 尿

　尿の培養検査は、尿路感染症の原因菌検出を目的としています。一般に、尿1mLあたり1×10^5個以上の菌が検出された場合に有意と考えられ、それ以下では常在菌や汚染菌の混入と判断されます。

◆ 採取方法

　尿は滅菌コップに採尿し、滅菌スピッツや滅菌プラスチックカップに移して提出します。できるだけ常在菌や汚染菌の混入を防ぐため、手指衛生と外陰部の清拭をした後で、出始めの尿は便器に排尿し、中間尿を採取します。バルーンカテーテルなどからの尿は、カテーテルの採取ポートをアルコール消毒後、無菌的に10mL程度採取します。長時間留置したカテーテルの尿や導尿バッグに貯留した尿は、細菌が増殖しているため検査に使用できません。一般に、尿路感染症を疑う場合は中間尿を採取しますが、クラミジアや淋菌

などの性感染症を疑う場合は、初尿を採取します[11]。

大部分の抗菌薬はすみやかに尿中に排泄され、投与後初期に原因菌が消失してしまうため、抗菌薬投与前の採尿が原則です。

◆ 保存方法

尿を常温で保存すると、原因菌以外の常在菌や汚染菌が増殖し、真の原因菌が分からなくなってしまいます。そのため、新鮮尿を提出することが原則ですが、保存する場合は冷蔵保存します。しかし、淋菌は低温で死滅しやすいため、検体採取後はただちに検査室に提出しなければなりません。

④ 膿・分泌物・穿刺液など

これらの検体の多くは膿性または液状検体です。検査材料や採取方法が多岐にわたるため、検体の採取手順をよく理解し、必要な採取容器、物品などを事前に把握しておく必要があります[12]。

◆ 採取方法

開放性の感染巣の場合、まず検査材料に適さない表面の分泌物、滲出液または痂皮などを軽く拭き取った後、化膿巣の周りを消毒用エタノールでよく清拭し、滅菌綿棒や滅菌ガーゼ片などで深部の新鮮な膿を十分染み込ませて採取します。非開放性の感染巣の場合は、皮膚の汚れや皮脂を消毒用エタノールで取り除き、ポビドンヨードで穿刺部位を中心から円を描くように外側に向かって消毒し、1～2分程度しっかり乾燥させた後、採取量に合った大きさの滅菌注射器で経皮的に穿刺吸引します。また、ドレナージの場合、

ドレーン内やバッグ内に長時間貯留していたものは、汚染菌が混入している可能性や、嫌気性菌の検出率低下の可能性があるため検査材料には適しておらず、なるべく深部から新鮮な滲出液を採取することが重要です[12, 13]。

　液状または膿性検体は、滅菌スピッツ、滅菌注射器、滅菌カップなどの採取容器が用いられます。嫌気性菌を疑う検査材料は、滅菌スピッツや滅菌カップを使用せず、嫌気性菌検体採取用容器に採取するか、滅菌注射器に採取後、注射器内の空気を抜き、針をゴム製かプラスチック製のキャップに付け変えて密栓した状態で検査室に提出します。また、採取できる検体が少量の場合は、滅菌綿棒を使用して採取する場合もあります。滅菌綿棒には、輸送培地とセットになっているもの（検体の乾燥を防ぎ、菌の保存性を良くするため）や、綿球の大きさや軸の素材が異なるものがあるので、必要に応じて使い分けることも大切です。

◆ 保存方法

　嫌気性菌を含む場合があるので、検体採取後はただちに検査室に提出し培養することが望ましいですが、ただちに提出できない場合は冷蔵（4℃）で保存します。

⑤ 便

　便の培養検査は、腸管感染症の原因菌を特定するために行われます。便の性状から原因菌を推定できる場合もあり、鮮血便は腸管出血性大腸菌、米のとぎ汁様下痢便はコレラ菌などと推定されます。一般的な便の性状と推定される原因菌を**表6**に示します。

表6　一般的な便の性状と推定される主な原因菌

便の性状	推定される原因菌
鮮血便	腸管出血性大腸菌
粘血便	サルモネラ属、ビブリオ属など
イチゴゼリー状粘血便	赤痢アメーバ
膿粘血便	赤痢菌
米のとぎ汁様下痢便	コレラ菌

（文献 11, 14, 15 より改変・作表）

◆ 採取方法

　便は、下痢や腹痛などの症状を呈する急性期に採取することが重要です。採取容器は、採便棒と蓋が一体になったものが多く使われています。そのほかにも、蓋付きの滅菌プラスチックカップなど、密閉性の高い容器を使用します。便は、時間経過とともに発酵が進み、検体の状態が刻々と変化していくため、採取後はすみやかに検査室に提出します。便の性状を観察することも重要で、血液が混入していないか、膿や粘液部がないかを確認し、それらが存在している場合は該当する数ヵ所から母指頭大、水様便なら 10mL 程度をスポイトで採取します[11]。

◆ 保存方法と注意点

　検体採取後はただちに検査室に提出することが原則ですが、ただちに提出できない場合は冷蔵保存します。赤痢アメーバやコレラ菌、腸炎ビブリオなどを疑う場合、これらの菌は低温で死滅しやすいので保存せずに速やかに検査室に提出しなければなりません。

微生物検査の臨床応用

文献

1) 小森敏明：2章 医療従事者が知っておきたい微生物検査の基本 2 微生物検査の流れと実際 1 検査の流れの全体像. 感染対策に役立つ臨床微生物 らくらく完全図解マニュアル（インフェクションコントロール 2011年春季増刊）（大塚喜人編），メディカ出版，大阪，2011，p44-47

2) 高橋信二：第3章 微生物学検査法 D. 検査材料別検査法 Ⅰ. 微生物検査法の概要. 臨床検査学講座 微生物学／臨床微生物学 第3版，医歯薬出版，東京，2010，p399-400

3) Richard B et al：Specimen collection, transport, and processing：bacteriology. Manual of clinical microbiology. 9th edition, ASM press, Washington DC, 2007, p291-323

4) 大塚喜人：2章 医療従事者が知っておきたい微生物検査の基本 2 微生物検査の流れと実際 5 検体採取③血液培養の検体. 感染対策に役立つ臨床微生物 らくらく完全図解マニュアル（インフェクションコントロール 2011年春季増刊）（大塚喜人編），メディカ出版，大阪，2011，p61-63

5) Baron EJ et al：Cumitech 1C, blood cultures Ⅳ. Coordinating ed. ASM Press, Washington, D.C., 2005

6) Mylotte JM et al：Blood cultures：clinical aspects and controversies. Eur J Clin Microbiol Infect Dis 19：157-163, 2000

7) 高橋信二：第3章 微生物学検査法 D. 検査材料別検査法 Ⅱ. 血液検査法. 臨床検査学講座 微生物学／臨床微生物学 第3版，医歯薬出版，東京，2010，p401-404

8) 高橋信二：第3章 微生物学検査法 D. 検査材料別検査法 Ⅴ. 喀痰検査法. 臨床検査学講座 微生物学／臨床微生物学 第3版，医歯薬出版，東京，2010，p409-413

9) 川上由行：第11章 臨床細菌・寄生虫検査 Ⅰ. 臨床細菌検査（含真菌）D. 各種感染症の臨床細菌検査 3. 呼吸器系感染症の臨床細菌検査. 臨床検査法提要 改訂第33版（金井正光監修、奥村伸生ほか編集），金原出版，東京，2010，p1013-1018

10) 西山宏幸：2章 医療従事者が知っておきたい微生物検査の基本 2 微生物検査の流れと実際 3 検体採取①呼吸器系材料. 感染症に役立つ臨床微生物 らくらく完全図解マニュアル（インフェクションコントロール 2011年春季増刊）（大塚喜人編），メディカ出版，大阪，2011，p52-54

11) 粕谷（福家）淳：2章 医療従事者が知っておきたい微生物検査の基本 2 微生物検査の流れと実際 4 検体採取②泌尿・生殖器系，消化器系材料. 感染対策に役立つ臨床微生物 らくらく完全図解マニュアル（インフェクションコントロール 2011年春季増刊）（大塚喜人編），メディカ出版，大阪，2011，p56-60

12) 渡 智久：2章 医療従事者が知っておきたい微生物検査の基本 2 微生物検査の流れと実際 6 検体採取④穿刺液，膿，そのほかの材料. 感染対策に役立つ臨床微生物 らくらく完全図解マニュアル（インフェクションコントロール 2011年春季増刊）（大塚喜人編），

メディカ出版，大阪，2011，p64-68

13) 高橋信二：第3章　微生物学検査法　D. 検査材料別検査法　Ⅷ. 膿・分泌物・体腔液などの検査法．臨床検査学講座　微生物学／臨床微生物学　第3版，医歯薬出版，東京，2010，p417-420

14) 入交昭一郎ほか：第1章　症状・症候からどんな検体を採取しどのように診断を進めるか？ 2　下痢をみたら．ベッドサイドで役立つ微生物検査ガイド（河野　茂ほか編）．文光堂，東京，2006，p 7 -19

15) 高橋信二：第3章　微生物学検査法　D. 検査材料別検査法　Ⅶ. 糞便検査法．臨床検査学講座　微生物学／臨床微生物学　第3版，医歯薬出版，東京，2010，p415-417

③ 微生物検査の臨床応用

6 検査室の動き
―検体の受け取りから結果報告まで

川元康嗣

　生化学検査や血液検査のほとんどの項目が、迅速検査で約1時間以内に結果が返ってきます。しかし、微生物検査では、何の微生物を疑うかで検査法・結果の報告までの時間が大きく変わってきます（図1、2）。また、微生物検査室で用いている自動分析装置やその運用法によっても結果報告のタイミングが異なります。より早い結果の入手には、微生物検査に関する知識だけでなく、自施設の検査室を理解しておくことが大切となります。

　この項では、各検査法の工程について、時系列に解説します。検体を受け取った後、検体はどう扱われ、どんな手順を経て結果が出

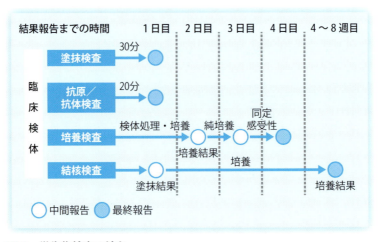

図1　微生物検査の流れ

68

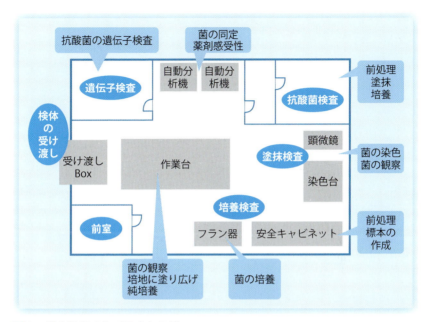

図2　微生物室のレイアウトの例

るかの過程と、各過程の用手時間・検出時間、最終的な結果までに要する時間など、所用時間について解説します。

① 塗抹検査

　塗抹検査は、塗抹標本の作成、乾燥、固定、染色、鏡検の5行程で行われ、全行程が10分で可能です（図3）。検体が検査室に届くと、提出された検体が検査に適する材料であるか否かを肉眼的に評価します。塗抹検査の流れは、① 塗抹標本の作成・乾燥：検体をスライドガラスに塗布して乾燥させます。② 固定：火炎固定（炎の中をゆっくり3回通過させる）またはアルコール固定（メタノー

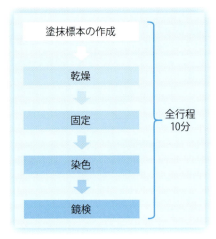

図3　塗抹検査の流れ

ルに1〜2分浸し、乾燥させる）を行います。③ 染色：グラム染色が一般的に行われます（およそ5分）。④ 鏡検：顕微鏡により、標本中の細菌や生体細胞を1,000倍で観察します[1]。細菌が検出された場合にはできる限り推定菌種または菌属を報告します。

② 培養検査

　培養検査では、菌種同定検査ならびに薬剤感受性検査を一連の検査過程として行います。結果の報告までの時間が2日から8週間で、疑う微生物によりかかる日数が大きく変わってきます（表1）。
　検体が検査室に届くと、主治医が疑う感染症や微生物の情報をもとに、どんな培地が必要かを判断します。用意した培地に検体を直接塗布します（喀痰など粘性が強い検体に関しては前処理を行います）。その後、37℃（疑う微生物にあわせた温度）のフラン器に入れて1晩、培養を行います。
　1晩、培養を行うことで、微生物は肉眼で観察可能な集落（コロニー）を形成します。常在菌が数多く認められるような検体（喀痰、便）では、集落の形、大きさ、色調、光沢などから疑っている微生物や、感染症の原因となる微生物を鑑別します。目的とする菌を別の培地に塗布して1晩、純培養を行います（図4）。菌の発育な

表1　微生物による培養日数の違い

微生物	培養にかかる日数
好気性菌	1日
嫌気性菌	2〜3日
酵母様真菌	2〜3日
放線菌	1週間
糸状菌（真菌）	1〜2週間
抗酸菌	1〜8週間

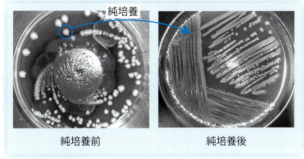

図4　純培養

し、もしくは発育が常在菌のみの場合は、菌陰性（常在菌のみ）として報告されます（必要に応じて長期培養を行う）。

　純培養を行った培地の集落から菌液を調整し、菌種同定もしくは薬剤感受性試験を行います。今では、ほとんどの施設で自動分析装置（菌の同定、薬剤感受性試験）を用いて行っています。結果の判定までには、1晩かかります。

　また、培養には菌の酸素への感受性の違いから、好気培養、微好気培養、嫌気培養に分けられます。培養法の違いにより培養時間が異なり、好気培養で1晩、微好気培養で2日以上、嫌気培養で2日かかります。

3 微生物検査の臨床応用

③ 抗原・抗体検査（免疫学的検査）

　抗原検査は、髄液・咽頭ぬぐい液・血液・糞便・尿・痰・涙・結膜 - 角膜擦過などが検査材料になります。抗原検査のほとんどがイムノクロマト法で、目的とする微生物ごとに専用のキットが市販されています。そのため、とても簡便な検査法です。また、結果がおよそ30分で判明するため、迅速性にも優れています[2]。

　イムノクロマト法では、検体を専用の処理液に溶かしカートリッジに滴下します。その後、テストラインの有無で陽性または陰性を判定します。

　抗体検査は、血清や髄液が検査材料になります。血液を扱うため、微生物室以外の部屋で行われていることがほとんどです[3]。

　分離剤入り採血管に採血し、遠心して血球と血清を分離します。分離した血清を用いて、測定機器により測定します。測定機器によりますが、およそ20～30分で測定が可能です。しかし、検査項目によっては試薬のコストが高いために毎日検査を行わず、検査の時間が決めてあることがあります。

④ 抗酸菌検査

　抗酸菌検出のための検査法は大きく分けて、ⅰ．塗抹検査、ⅱ．培養検査、ⅲ．遺伝子検査があります（図5）。喀痰や胃液（喀痰が喀出困難な患者。無意識に飲み込んだ抗酸菌を評価）などすべての臨床材料が検査の対象となります[4]。

　疑いの検体が出た場合は、一般細菌より厳重に扱われます。N95マスクならびにガウンを着用し、安全キャビネット内で感染に十分

I 臨床応用のための検査プロセス
❻ 検査室の動き

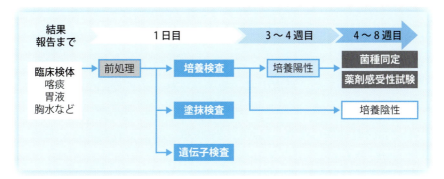

図5 抗酸菌検査の流れ

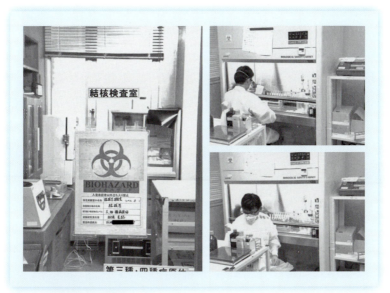

図6 抗酸菌の取り扱い

に注意しながら検査が行われます（図6）。

◆ ｉ．塗抹検査

抗酸菌を検出するうえで最も簡便で迅速な方法です。塗抹検査

73

は、直接塗抹法と集菌塗抹法があります。直接スライドガラスに塗布する直接塗抹法は簡便な方法ですが、検体の中で抗酸菌分布が偏っていることがあるため、均一にして感度を高める工夫が求められます。そのため、感度の高い集菌塗抹法が広く用いられています。集菌塗抹法は、検体をサラサラに処理して、遠心機にかけて沈んだものを塗抹します。しかし、前処理（30分）を行うため直接塗抹法よりも時間がかかります。

　染色には、チール・ネールゼン法と蛍光法があります。グラム染色に比べると時間がかかる染色法で、約30分かかります。

◆ ⅱ．培養検査

　培養検査は検体を前処理して、選択培地に培養する検査です。前処理で、汚染検体を消化・均等化し、混在する抗酸菌のみを選択的に培養します。前処理は強アルカリで処理を行い、約1時間かかります。抗酸菌は、一般的な細菌に比べてとても発育が遅いため培養時間が長く、結果の判定までに約4〜8週間になります。

◆ ⅲ．遺伝子検査

　遺伝子検査は、「DNAの抽出→増幅→検出」の3工程で行われます。迅速性に優れた方法で、抗酸菌の有無ならびに結核菌と非結核性抗酸菌との鑑別が1日で可能となっています。しかし、手間やコスト、検体数も考慮して、結果報告が毎日ではなく週何回と設定している施設が多いです。

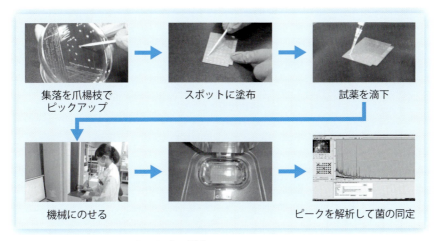

図7　MALDI-TOF MS による同定の流れ

⑤ 遺伝子検査（質量分析）

　微生物検査では、遺伝子検査法は主に微生物の検出ならびに同定に用いられています。増幅と検出が1ステップで行われる自動化された方法が用いられており、当日中に結果が分かります。しかし、自施設で行っている所は少なく外注検査や他施設への依頼になるため、結果の判定に時間がかかってしまいます。

　マトリックス支援レーザー脱離イオン化飛行時間型質量分析装置（Matrix-Assisted Laser Desorption/Ionization Time-of-Flight Mass Spectrometry：MALDI-TOF MS）が微生物の新しい同定装置として広がりつつあります（図7）。微生物の同定に1晩かかる従来法に対して、MALDI-TOF MS は、

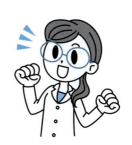

微生物検査の臨床応用

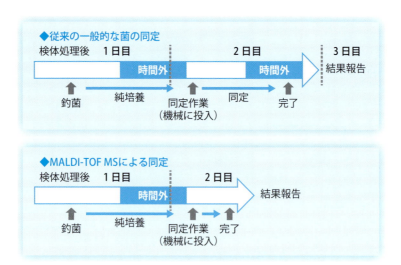

図8 MALDI-TOF MS がもたらす迅速性

約10分で同定可能です。そのため、質量分析を利用する施設では、従来法よりも1日以上早く結果を入手することになります（図8）。

文献
1）永田邦昭：第2版 感染症診断に役立つグラム染色．シーニュ，東京，2014
2）河野　茂，平潟洋一編集：ベットサイドで役立つ微生物検査ガイド．文光堂，東京，2006
3）金井正光監修，奥村伸生ほか編集：臨床検査法提要　改訂第33版．金原出版，東京，2010
4）日本結核病学会　抗酸菌検査法検討委員会編集：結核検査指針2007．結核予防会，東京，2007

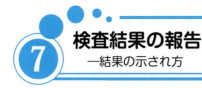

7 検査結果の報告
― 結果の示され方

木村由美子

　微生物の検査結果報告書は、一般的に「一般細菌培養検査結果報告書」と「抗酸菌培養検査結果報告書」に分けられ、報告書の内容は大きく3つの項目からなります。項目は共通して、顕微鏡でどうみえたか（塗抹検査）、培養で何か生えたか（培養同定検査）、培養で生えてきた菌に対して抗菌薬が効いたのか、効かなかったかを調べた（薬剤感受性検査）結果が記載されています。ここでは主に「一般細菌培養検査結果報告書」（図1）の示され方について述べていきます。

塗抹検査結果（図1 ❶）

　提出された検体（喀痰・尿・髄液など）をグラム染色という染色法で染めて検体の中にどのような形態の菌（グラム陽性球菌、グラム陽性桿菌、グラム陰性球菌、グラム陰性桿菌）がどれくらいいるのかを（1＋）、（2＋）、（3＋）といったように記載されます。また、喀痰検体の場合は、きちんと病原巣から採取され、検査を行うのに適しているかをGeckler分類（表1）により評価され、記載されています。病原巣からきちんと採取された場合や感染が起こっている場合は、検体中に多くの白血球（好中球）が含まれています。よって、塗抹結果の白血球（好中球）の「ある」、「なし」は重要な意味を持ち、その白血球（好中球）の中に菌が取り込まれてい

77

3 微生物検査の臨床応用

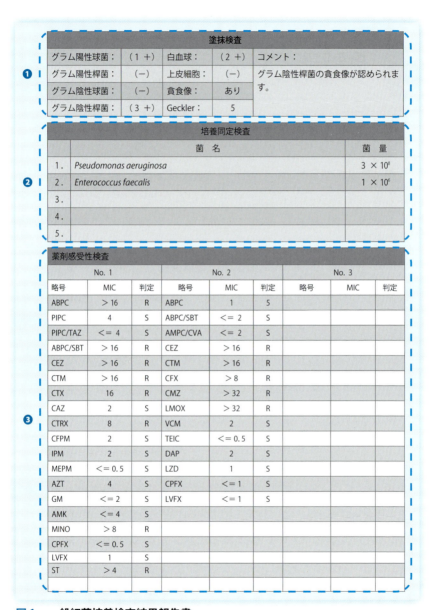

図1 一般細菌培養検査結果報告書

表1　Geckler 分類と培養の意義

群	細胞数（1 視野あたり）		培養の意義
	上皮細胞	好中球	
1	＞ 25	＜ 10	なし
2	＞ 25	10 ～ 25	なし
3	＞ 25	＞ 25	なし
4	10 ～ 25	＞ 25	あり
5	＜ 10	＞ 25	あり
6	＜ 25	＞ 25	なし～あり

100 倍率観察

る貪食像をみることができれば、原因菌の可能性がより高まります。また、適切な抗菌薬の治療後であれば、原因菌は数時間後に急速に消失し、塗抹検査にて観察できなくなります。このように塗抹検査の結果は、感染の有無、原因菌の推定、治療が適切であったかの判断ができる、とても重要な役割を果たす検査結果です。

培養同定検査結果（図1❷）

　提出された検体を培養して発育した菌の菌名および発育した菌量が記載されています。菌名は学名で記載され、菌量は定性であれば（1＋）、（2＋）、（3＋）、定量の場合は、菌が1mL 中に 30,000,000 個存在するとすれば「3×10^7」と記載されます。記載順としては、塗抹検査結果や依頼内容 (目的菌など) を参考に発育してきた菌の中で原因菌としての可能性が高い順、菌量の多い順（原因菌であれば菌量が多い傾向にあるため）が一般的です。また、検査に不適であった検体の場合、常在菌のみの発育の時もあります。このように、塗抹検査結果と同様、培養結果からも検体の質を読み取ること

ができます。血液培養結果に関しては、採取された培養ボトル（液体培地）で培養するため、菌量の報告は困難です。よって、血液の中に、菌がいたのか、いなかったかという判断、つまり、培養が「陽性（＋）」か「陰性（－）」での報告となります。もちろん、培養が「陽性」であった場合は、菌名の記載があります。

薬剤感受性検査結果（図1❸）

　塗抹検査および培養同定検査より原因菌として考えられる菌に対して、どのような抗菌薬が効いたのかを検査した結果が記載されています。よって、常在菌に関しての検査は通常、行われません。抗菌薬（略号）の横に記載されている数値は、菌の発育を阻止できた抗菌薬の最小濃度〔**最小発育阻止濃度（Minimal Inhibitory Concentration：MIC**）〕、判定の「感性（Ｓ）」、「中間（Ｉ）」「耐性（Ｒ）」は、そのMICが米国臨床検査標準協会〔Clinical and Laboratory Standards Institute（CLSI）〕の基準に照らし合わせて、感受性があるのか、ないのかを判断した結果です。薬剤感受性は、MICの値と判定の両方が示される場合もあれば、判定のみの結果が示される場合もあります。一般的に「ペニシリン系薬」、「セフェム系薬」、「カルバペネム系薬」、「アミノグリコシド系薬」、「グリコペプチド系薬」、「ニューキノロン系薬」の代表的な抗菌薬で検査が行われた結果が記載されますが、検査対象の菌種や施設の方針によって、検査する抗菌薬に違いがあります。また、記載順に関しての決まりもなく、施設によっても抗菌薬の記載順が異なることがあります。そして、これらの薬剤感受性の結果をもとに耐性菌〔メチシリン耐性黄色ブドウ球菌（MRSA）、基質特異性拡張型β-

ラクタマーゼ（ESBL）、多剤耐性緑膿菌（MDRP）、カルバペネム耐性腸内細菌科細菌（CRE）、バンコマイシン耐性腸球菌（VRE）など〕なのかどうかも判断し、問題となる耐性菌であれば**感染対策チーム**（Infection Control Team：ICT）と情報を共有し、院内の感染対策の重要な情報となります。

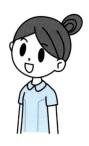

3 微生物検査の臨床応用

8 検査のフィードバック
―検査結果はどう伝え、どう共有するか

木村由美子

個別症例へのフィードバック

　臨床側への検査結果報告は、適切な治療を行う上でも確実なフィードバックが求められます。微生物検査は日数を必要とするため、検査結果はすべての検査行程が終了した最終報告だけでなく、中間報告も行われています。中間報告は、電子カルテの施設では随時更新され、そうでない施設では決められた節目で報告書が発行されます。とくに培養に長い時間が必要となる抗酸菌検査では、塗抹検査時と、4週、8週経過時などのタイミングで経過の報告があります。蛍光法およびチール・ネールゼン法を用いた塗抹検査結果は、「陰性（−）」、「陽性（±、1＋、2＋、3＋）」（陽性の場合にはガフキー号数も表記）と記載され（表1）、中間報告されます。塗抹結果が「陽性」の場合、結核病棟を有する施設での管理が必要な場合が出てきます。そして、結核と確定診断された後には、保健所への届け出が必要となり、また、接触者検診が必要となった場合は、この塗抹検査の結果を参考に接触者検診の範囲を決めることにもなります。このように、抗酸菌検査の結果は、より多くの人々と共有されるので、臨床側は結核を疑う旨を伝え、検査室側は結果を確実かつ迅速に臨床側へ伝えなくてはならず、直接電話での情報交換も必要なこともあります。また、結核に限らず、検査室では、原因菌を推定しながら検査を進めるため、臨床側がどのような感染症

表 1　抗酸菌塗抹検査での結果記載法

記載法	蛍光法 （200 倍）	チール・ネールゼン法 （1,000 倍）	相当する ガフキー号数
－	0 /30 視野	0 /300 視野	G 0
±	1 ～ 2 /30 視野	1 ～ 2 /300 視野	G 1
1 ＋	2 ～ 20/10 視野	1 ～ 9 /100 視野	G 2
2 ＋	≧ 20/10 視野	≧ 10/100 視野	G 5
3 ＋	≧ 100/ 1 視野	≧ 10/ 1 視野	G 9

を疑っているのかなどの患者情報を、検査室側と共有することによって、比較的、早い段階（例えば塗抹検査結果や培養コロニーの形態など）にて、確定診断に近づくような結果のフィードバックが可能になります。そのためにも、臨床側と検査室側がお互いの情報を交換できるような環境作りが求められます。

組織での情報共有というかたちでのフィードバック

　検査室では、いち早く院内の検出菌の変化や耐性化に気付くことができます。よって、このような変化や耐性化をいかに組織全体で共有できるかが大切です。院内の耐性菌の動向や把握、抗菌薬の適正使用にも役立つツールのひとつとして「**アンチバイオグラム**」の作成があります。これは、その施設において検出された菌の薬剤感受性検査結果を集計した表のことで、「抗菌薬薬剤感受性率表」（**表2**）とも言われ、ポケットサイズに印刷して、臨床側へ配布している施設もあります。このアンチバイオグラムは、検査室側からの検査結果報告が届くまでの間、つまり感染症の原因菌が特定できてない段階においての経験的な治療（エンピリック治療）を行う際に参

3 微生物検査の臨床応用

表2 アンチバイオグラム（抗菌薬薬剤感受性率表）

分離菌株抗菌薬感受性率表

感受性率：薬剤感受性検査結果における「S」の割合（20**年分離株）　　＊：カテゴリー（S, I, R）なし

凡例：■ 80～100%　□ 50～80%　□ 0～50%

※数値なしは一般的な見解

●グラム陽性球菌

	株数	ABPC	PIPC	CEZ	CTX	CTRX	CZOP	CMZ	FMOX	IPM/CS	MEPM	A/S	GM	CAM	CLDM	MINO	FOM	VCM	TEIC	LVFX	CPFX	ST
S. aureus（MRSA）	249	0%	0%	0%	0%	0%	0%	0%	0%	0%	0%	0%	44%	8%	32%	71%	71%	100%	100%	11%	14%	100%
S. aureus（MSSA）	70	44%	44%	100%	100%	100%	*	*	100%	100%	100%	100%	87%	77%	98%	100%	98%	100%	100%	97%	100%	97%
E. faecalis（腸球菌）	40	98%	95%	*	0%	0%	*	*	0%	92%	*	97%	*	*	0%	20%	*	98%	100%	37%	100%	37%
E. faecium（腸球菌）	29	65%	65%	*	*	*	*	*	*	65%	*	65%	*	*	*	20%	*	100%	100%	27%	100%	27%

	株数	PCG	AMPC	CTX	CTRX	CZOP	IPM/CS	MEPM	A/S	EM	CAM	CLDM	MINO	VCM	CP	LVFX	ST
S. pneumoniae（肺炎球菌）	39	31%	56%	82%	87%		92%		18%	18%		32%	71%	100%	71%	100%	46%

	株数	PCG	ABPC	CTX	CZOP	IPM/CS	MEPM	EM	CAM	VCM	CP	LVFX
S. pyogenes（A群溶レン菌）	3	100%	100%	100%		100%	100%	33%	33%	100%	100%	100%
S. agalactiae（B群レンサ球菌）	20	100%	100%	100%		100%	100%	65%	65%	100%	30%	30%

●グラム陰性菌

腸内細菌科

	株数	ABPC	PIPC	CEZ	CTM	CTX	CTRX	CAZ	CPDX	IPM/CS	MEPM	A/S	AZT	GM	AMK	ISP	MINO	LVFX	CPFX	ST
E. coli（大腸菌）	169	34%	53%	67%	62%	71%	75%	75%	70%	70%	73%	75%	69%	82%	97%	100%	70%	42%	42%	60%
K. pneumoniae（肺炎桿菌）	78	0%	89%	91%	92%	91%	92%	92%	91%	91%	100%	78%	92%	100%	100%	100%	92%	95%	94%	96%
K. oxytoca（オキシトカ）	18	0%	55%	22%	100%	100%	100%	100%	83%	83%	100%	96%	66%	100%	100%	100%	100%	66%	66%	100%
P. mirabilis（プロテウス）	69	62%	62%	61%		62%	81%	81%	62%	62%	94%	20%	82%	100%	100%	100%	47%	61%	10%	100%
S. marcescens（セラチア）	21	0%	85%	0%		95%	95%	95%	0%	0%	100%	65%	95%	100%	100%	100%	47%	84%	85%	100%
Enterobacter sp.（エンテロバクター）	39	0%	95%	2%		97%	97%	97%	2%	2%	100%		97%	100%	100%	100%	48%	84%	79%	97%
C. koseri（シトロバクター）	43	0%	95%	0%	16%	28%	42%	42%	30%	30%	100%		37%	100%	100%	100%	28%	14%	14%	97%

非発酵性グラム陰性桿菌

	株数	ABPC	CZOP	CTX	CAZ	CPDX	IPM/CS	MEPM	A/S	AZT	GM	AMK	ISP	MINO	LVFX	CPFX	ST
P. aeruginosa（緑膿菌）	136	93%	55%	3%	81%	1%	73%	78%		69%	89%	97%	93%	1%	75%	75%	1%
Acinetobacter sp.（アシネトバクター）	27	55%	89%	0%	59%	0%	96%	96%		11%	63%	89%	89%	100%	55%	55%	59%
S. maltophilia（マルトフィリア）	11	27%		0%	54%	0%	9%	20%		0%	45%	45%	45%	91%	82%	80%	100%

グラム陰性短桿菌

	株数	ABPC	CZOP	CTRX	CFPM	MEPM	A/S	CAM	LVFX	CPFX	ST
H. influenzae（インフルエンザ菌）	28	35%	100%	100%	100%	100%	46%	71%	100%	100%	93%

グラム陰性球菌

	株数	ABPC	CTX	CZOP	CTRX	CFPM	MEPM	A/S	CAM	LVFX	CPFX	ST
B. catarrhalis（ブランハメラ・カタラーリス）	16	6%	100%	100%	100%	100%	100%	100%	94%	100%	100%	32%

考となり、これを活用することによって、その施設での抗菌薬の感受性の特徴を考慮しながら、治療に用いる抗菌薬を選択できることになります。また、近年は、感染対策チーム（Infection Control Team：ICT）による院内の感染管理や介入を行う施設が増えています。よって、検査結果をICTの活動に活用できるような情報（検出菌サーベイランスや感染患者推移など）へ加工し、提供しています。

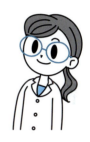

微生物検査の臨床応用

9 検査過程における注意事項

木村由美子

検体の中には、様々な病原体（結核菌やウイルスなど）が含まれています。よって、検体の採取や保存、輸送時には、感染に注意を払わなければなりません。

検体採取時の潜在的曝露の危険性

採痰時には、エアロゾルによる菌の拡散があり、医療従事者や他の患者への飛沫・空気感染の可能性があります。よって、感染予防や感染拡大防止の観点から、採痰ブース（図1）の設置や換気の良い別室を用意するなどの配慮が必要です。とくに、結核を疑う患者の採痰時には利用が望まれます。採尿および採便時では、接触感染に対する予防を十分に行う必要があります。よって、検体採取時には、使い捨てのエプロン、手袋、マスクなどの装着が推奨されます。また、一般的には、アルコール製剤による手指衛生も推奨されていますが、ノロウイルスに対しては、アルコール製剤がほぼ無効なため、検体採取後には「衛生的な手洗い」が必須です。これは、クロストリジウム・ディフィシルも同様です。

検体保存、輸送時の危険性

検体採取容器に検体を入れる時にも細心の注意が必要です。容器

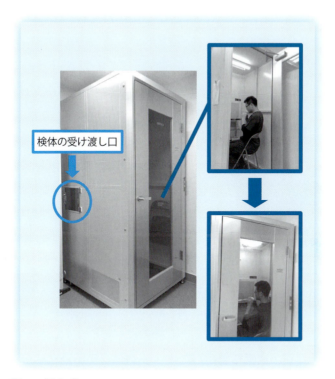

図1 採痰ブース
　ブース内を陰圧に保つことによりエアロゾルに含まれる菌の流出を防ぎ、ブース内の空気は、殺菌効果のあるHEPAフィルターで浄化、排気される。また、検体は側面からの受け渡しが可能。

自体を汚染されてしまうと、その検体を輸送する人、および検体を受け取る検査室側にも感染のリスクが発生します。また、エアシューター（気送管）での細菌検査検体の輸送は、容器が破損して周囲を汚染するおそれがあるため、禁止している施設があります。

検査室以外での感染リスク

　検査手順を簡単にし、専門の知識がなくてもある程度の質を保っ

微生物検査の臨床応用

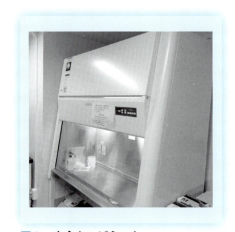

図2 安全キャビネット
検体は安全キャビネット内で処理されることが推奨される。

てベッドサイドで行える臨床現場即時検査（Point of Care Testing：POCT）が普及しています。POCTとして多く行われている検査項目のひとつに、インフルエンザウイルスに関する検査があげられます。操作が簡便なため、診察室などで、だれでも簡単に検査に携わることができますが、検体の扱いには注意が必要です。検体の調整や検査キットに調整した検体を滴下する際には、エアロゾルが発生しています。そして、検査に使用したキット自体も感染源となり得ます。よって、検査を行った環境の消毒や検査キットの適切な廃棄（ビニール袋に入れて感染性廃棄物として捨てるなど）を行い、感染を拡大させない対応が不可欠です。また、臨床現場にて原因菌や感染の有無を判断するためにグラム染色を行う場合も、感染リスクを念頭に置くべきです。本来は、安全キャビネット（図2）内で標本を作製しますが、安全キャビネットを使用しない検体処理は、標本の乾燥が不十分のままの火炎固定は菌を飛散させますし、菌が十分に死滅していない可能性にもあることを十分理解しておかなくてはなりません。とくに結核菌を含む可能性がある場合は、検査室に依頼した方が望ましいです。

⑩ 外部委託による検査とその注意点

赤松紀彦

外部委託検査（以下、外注検査）は図1に示すように、主治医が臨床所見、検査材料、目的菌、検査オーダーを伝票に記入し、検体と一緒に提出します。材料や目的菌の種類によっては、保存法（室

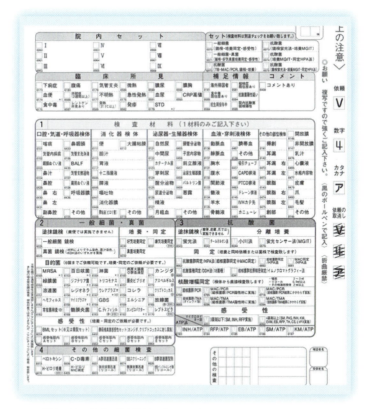

図1　外部委託検査（外注検査）の依頼伝票

微生物検査の臨床応用

表1　外注検査と院内検査の特徴の比較

	迅速性	柔軟性※	特殊検査	コスト	中間報告の有無	感染管理
外注検査	×	×	○	○	なし	△
院内検査	○	○	△	△	あり	○

※主治医からの様々な要望に迅速に対応可能

温・冷蔵・冷凍）が異なることがあるので注意が必要です。とくに外注検査では検査室に到着するまでの時間が院内検査に比べて長いため、検査材料が適切に保存されなければ、検査結果が不正確となり、正しい診断に至らない可能性があります。

　表1は外注検査と院内検査の特徴を比較したものです。外注検査が院内検査より優れている点としては、人件費や検査試薬費などのコストが削減できることや特殊な検査機器や技術を必要とする検査が可能なことです[1]。しかし、検体を提出してから結果報告までの時間や患者の症状の変化に伴う主治医からの様々な追加検査の要望に対し、リアルタイムで応えることにおいては院内検査の方が優れています[1]。外注検査では結果が個々の主治医に渡されることが多く、検査結果を一元管理しにくいといった側面があります。また、微生物検査の外注を行う施設で微生物検査に精通した臨床検査技師が不在である場合、病院全体における耐性菌の分離状況を把握する仕組みが感染管理を行う上で必要になります。

　表2は微生物検査の結果報告までにかかる時間を比較したものです。このように塗抹鏡検、菌種同定、薬剤感受性の外注検査は迅速性という点で、院内検査に劣ります。とくに、塗抹鏡検は簡便かつ迅速性に優れた検査であるにもかかわらず、外注検査では2～3日を必要とします。院内であればグラム染色は10数分で検査可能で

表2　微生物検査の結果報告までにかかる時間の比較

	塗抹鏡検（抗酸菌含む）	菌種同定	薬剤感受性
外注検査	2～3日	4～7日	4～7日
院内検査	当日中※	2～3日	3～4日

※緊急対応可能

ありますし、抗酸菌の場合でも約30分あれば鏡検可能です。さらに血液培養陽性後のグラム染色は抗菌薬の選択には極めて重要な検査で、迅速性が求められますが、外注検査では十分に応えることができません。

　以上のように微生物検査の外注化はコストなどの経営面や特殊検査の実施において利点があります。一方、院内検査の迅速性は、急を要する感染症において大きな利点です。また、中間報告や検査の追加なども可能であるため、患者の診療に際して、より柔軟に対応できる点が優れています。

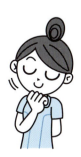

文献
1）小松　方：臨床微生物検査の外部委託検査と病院の連携．モダンメディア 56（9）：15-20, 2010

微生物検査の臨床応用

II 診断・治療への応用

1 原因微生物の推定
―検査結果の治療への影響

賀来敬仁

原因微生物を推定することの重要性

　抗菌薬には感受性微生物の範囲（抗菌スペクトル）があり、原因微生物によって効果のある抗菌薬は異なります。そのため、原因微生物の推定は感染症治療において重要となります。どのような症例にも、カルバペネム系薬などの抗菌スペクトルが広域の抗菌薬を投与すれば良いという考え方もあるかもしれません。しかし、広域の抗菌薬だから特定の菌に対する抗菌活性が強いわけではありませんし、狭域の抗菌薬で治療可能な症例に広域の抗菌薬を使用することによって、新たな耐性菌の発生リスクを高める懸念もあります。実際に、カルバペネム耐性菌の増加が報告されていますので、原因微生物を推定してから適切な抗菌薬を選択することが非常に重要です。

グラム染色などによる原因微生物の推定

　喀痰や血液などの検体を提出して培養から微生物が同定されるまでの日数は、従来の方法で最短

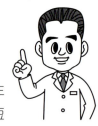

II 診断・治療への応用
❶ 原因微生物の推定

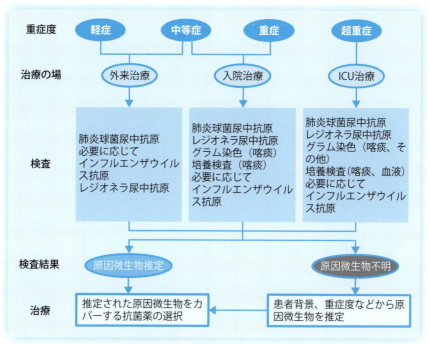

図1 成人市中肺炎初期治療のフローチャート

(文献1より改変)

で3日、質量分析計などの最新の装置を用いても最短で2日はかかります。感染症の治療では、できるだけ早期に初期治療薬を選択し投与することが重要ですので、グラム染色や肺炎球菌尿中抗原検査、レジオネラ尿中抗原検査などの迅速に結果を得られる検査を用いて原因微生物を推定します。

図1に、成人市中肺炎における初期治療のフローチャートを示します[1]。肺炎診療においては、A-DROPなどの指標を用いて肺炎の重症度を判定し、外来治療もしくは入院治療（ICU入室）を決定します。そして、グラム染色や尿中抗原検査で原因微生物の推定

93

ができた場合は、その原因微生物に有効な狭域の抗菌薬を選択します。しかし、グラム染色などの迅速検査にも限界はあり、詳しい菌種や薬剤感受性まで推定できるわけではありません。そのため、重症の症例や、免疫不全状態で重症化する可能性がある症例では、原因微生物として可能性のある菌をカバーする広域の抗菌薬の投与もしくは併用で治療を開始し、培養検査や薬剤感受性検査の結果が出てから狭域の抗菌薬に変更する de-escalation という方法を用いることもあります。

検査による原因微生物の推定が困難な場合

　検体の採取が困難で塗抹・培養検査が行えない場合や、提出された検体が不適切（唾液様の喀痰など）で正確な検査結果を得られない場合があります。そのような場合には、患者の重症度、感染症の部位、基礎疾患、既往歴などから原因微生物を推定して、初期治療薬を選択します。例えば、若者で基礎疾患のない市中肺炎の場合は、原因微生物として肺炎球菌やマイコプラズマなどを推定して初期治療薬を選択します。気管支拡張症や慢性気道感染症がある症例の肺炎では、緑膿菌による感染症の可能性も考慮して初期治療薬を選択します。また、医療ケア関連感染や院内感染の場合には、**表1**に示すような耐性菌感染症のリスク[2]も考慮して抗菌薬を決定します。

培養検査による菌種の同定と薬剤感受性検査

　培養検査で同定された菌種と薬剤感受性検査の結果をみて、選択

表1　院内肺炎、医療ケア関連肺炎における多剤耐性菌のリスク因子

- 90日以内の抗菌薬療法
- 最近の5日以上の入院歴
- 居住地や病院内の特定の部門における耐性菌の頻度が高い
- 医療ケア関連肺炎のリスク因子の存在
  ① 90日以内に2日以上の入院歴
  ② ナーシングホームまたは長期療養施設に居住
  ③ 在宅点滴治療（抗菌薬を含む）
  ④ 30日以内の維持透析
  ⑤ 在宅における創傷治療
  ⑥ 家族の多剤耐性菌感染
- 疾患もしくは治療による免疫抑制状態

（文献2より改変）

した初期治療薬が適切であったかの評価を行います。また、後述する感染巣の判定においても菌種の同定は重要です。そのため、入院治療が必要な症例では、塗抹検査などの迅速検査だけでなく、培養検査と薬剤感受性検査も行うことが推奨されています[1,2]。

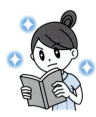

文献

1) 日本呼吸器学会　呼吸器感染症に関するガイドライン作成委員会編集：成人市中肺炎診療ガイドライン．日本呼吸器学会，東京，2007，p4-5
2) American Thoracic Society and Infectious Diseases Society of America：Guidelines for the management of adults with hospital-acquired, ventilator-associated, and healthcare-associated pneumonia. Am J Respir Crit Care Med 171（4）：388-416, 2005

microbiological検査の臨床応用

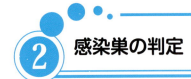

賀来敬仁

感染巣の判定の重要性

　初期治療薬の選択では、抗菌スペクトラムだけでなく、抗菌薬の臓器移行性も考慮する必要があります。例えば、抗MRSA薬であるダプトマイシン（DAP）は、メチシリン耐性黄色ブドウ球菌（MRSA）による菌血症、感染性心内膜炎、皮膚・軟部組織感染症、骨・関節感染症では第一選択薬となっていますが、髄液への移行が不良であることから中枢神経系感染症での使用は推奨されていません[1]。また、感染巣によって抗菌薬での治療期間や、外科的治療などの抗菌薬以外の治療を行うかの判断が変わりますので、感染巣の判定は感染症の治療方針の決定において重要です。

初診時における感染巣の判定

　図1に初診時における感染巣判定と治療のフローチャートを示します。まずは問診で症状、経過、基礎疾患、生活歴、既往歴を聴取し、さらに、身体所見やバイタルなども考慮して感染巣を推定します。また、必要に応じて血液検査、尿検査、胸部単純X線写真などの検査を行って感染巣を推定していきます。感染巣と推定される臓器・部位から検体を得られることが可能であれば、微生物検査を積極的に活用します。グラム染色などの塗抹検査で、白血球と細菌

Ⅱ　診断・治療への応用
❷　感染巣の判定

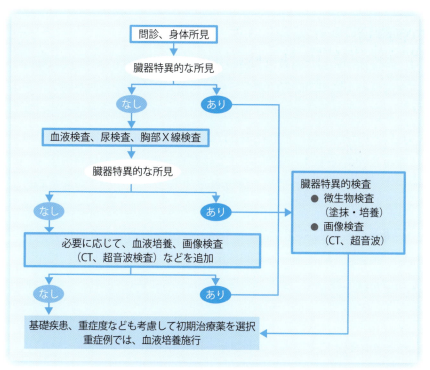

図1　初診時における感染巣判定と治療のフローチャート

が認められれば、感染巣である可能性が高まります。もし、感染巣を推定できない場合には、必要に応じてCT検査や超音波検査などの追加検査を行って感染巣を推定します。そのような追加検査を行っても感染巣が推定できない場合は、血液培養を提出したうえで、基礎疾患や重症度などから原因微生物を推定して初期治療薬を選択します。

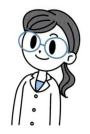

血液培養の結果と感染巣の判定

　敗血症が疑われる場合や感染巣の推定ができない入院症例では、血液培養を積極的に行います。血液培養で菌が検出された時に、その菌種から感染巣を推定することがあります。血液培養でグラム陽性ブドウ球菌が検出された場合には、感染性心内膜炎を疑って心臓超音波検査を行い、場合によっては腸腰筋膿瘍や感染性脊椎炎などの深部感染症を疑ってCT検査やMRI検査などを行う必要もあります。また、グラム陰性桿菌が検出された場合には、尿路感染症や胆嚢炎などの腹腔内感染症を考えて、画像検査などでの精査を行い、感染巣の判定を行っていきます。このように、感染巣の推定および精査において、血液培養は非常に有用です。

感染巣の判定におけるピットフォール―常在菌とコンタミネーション

　グラム染色や培養検査は、感染巣の判定において重要な検査ですが、ピットフォールも存在します。例えば、肺炎症例での喀痰検体が口腔や咽頭の常在菌に汚染されていると、肺炎の原因微生物ではない常在菌がグラム染色や培養で同定されてきます。誤嚥性肺炎などでは口腔内常在菌が原因微生物となる可能性もありますが、それ以外の場合にはコンタミネーション（常在菌の混入）であることが多いので、グラム染色や培養検査の結果は十分に吟味する必要があります。

　また、血液培養や髄液検査では、消毒が不十分な場合に皮膚の常在菌がコンタミネーションして培養されてくることがあります。しかし、表皮ブドウ球菌などの常在菌は感染性心内膜炎の原因微生物

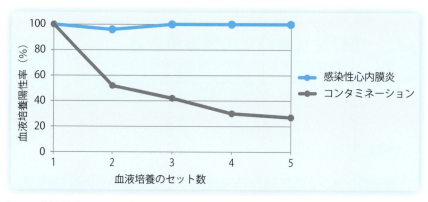

図2　血液培養のセット数とコンタミネーションの割合

(文献2より作図)

でもありますので、血液培養で表皮ブドウ球菌が培養された場合には、それがコンタミネーションなのか原因微生物なのか判断が難しいです。その判断基準はありませんが、血液培養であれば、2セット以上の培養検査を提出することで、原因微生物の検出率を上げるだけでなく、図2に示すようにコンタミネーションの割合を低下させることは可能となります[2]。

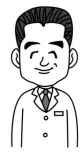

文献
1）MRSA感染症の治療ガイドライン作成委員会編集：MRSA感染症の治療ガイドライン．日本化学療法学会・日本感染症学会，東京，2013
2）Weinstein MP et al：The clinical significance of positive blood cultures：a comprehensive analysis of 500 episodes of bacteremia and fungemia in adults. I. Laboratory and epidemiologic observations. Rev Infect Dis 5（1）：35-53, 1983

微生物検査の臨床応用

3 感受性検査結果の読み解き方
―耐性菌を見逃さないための注目ポイント

山川壽美

薬剤感受性検査とは

　原因微生物がどの抗菌薬に感受性を示すかを知ることは、抗菌薬を選ぶ際に重要となります。この感受性を調べる検査を薬剤感受性検査といい、検査においては培養検査による原因微生物の同定と共に重要な検査の1つです。そのため、検査に出された臨床検体から原因微生物を同定後、すぐに色々な薬剤について薬剤感受性検査を行うこととなります。

検査室における薬剤感受性検査

　検査室において薬剤感受性検査は原因微生物が分離・同定された後に行われる検査です。分離された微生物はまず全自動同定感受性検査装置による判定を行います。同定された微生物がグラム陽性球菌か、グラム陰性桿菌かなど、感染の原因となる菌種によって注意すべき薬剤も変わってきます。薬剤耐性菌が疑われる場合には、さらに微量液体希釈法を用いて判定を行い、本当にその薬剤に耐性を示すかどうか再検査を行うこともあります。

　微量液体希釈法とは、抗菌薬を段階的に希釈した培養液中で微生物を一定時間培養し、肉眼的に発育を認めない最小の薬剤濃度を求めるもので、その結果は**最小発育阻止濃度**（Minimum Inhibitory

Concentration：MIC）とし、単位は"µg/mL"で示されます。このMICはそれぞれの薬剤ごとに各菌種に対するカットオフ値（検査結果の陽性と陰性を分ける値のこと）が定められており、それより低濃度で微生物の発育が抑制される時、その薬剤に対して感受性あり（Susceptible：S）と判定され、抗菌薬が有効に働くことが予想されます。

　薬剤感受性検査では微生物が増殖するまで一定時間培養を行う必要があることから、判定まで1～2日程度の日数を要します。

　薬剤感受性検査の結果に基づき、後述するescalationやde-escalationなどを行い、適切な抗菌薬へ変更することができます。また、効果的でない抗菌薬の継続的投与による耐性菌の増加などを抑制する意味でも重要な検査です。

ブレイクポイントとは

　抗菌薬の有効性を予測するために薬剤感受性検査結果をもとに設定された基準値が**ブレイクポイント**です。代表的なブレイクポイントは、Clinical and Laboratory Standards Institute（CLSI）やThe European Committee on Antimicrobial Susceptibility Testing（EUCAST）、および日本化学療法学会が提唱しているものです。これらは、薬剤耐性の状況や抗菌薬の用量用法の変更に応じて、適宜改訂が加えられています。日本では、ほとんどの施設でCLSIの基準を採用し、感性（S）、中等度耐性（I）、耐性（R）に判定しています。

微生物検査の臨床応用

薬剤感受性検査結果の見極め

　検査室では薬剤感受性検査で得られた結果に対して分離された微生物の結果として妥当かどうか、つまり、薬剤感受性の結果が分離された微生物の薬剤感受性の特徴に一致するかを判断します。そのためにも微生物の薬剤感受性の特徴（表1）を把握しておくことは重要です。

　そして、これらの特徴を把握することにより耐性菌にいち早く気づくことにもなります。耐性菌が疑われた場合は、それぞれの耐性菌の特徴（表2）と照らし合わせて結果を解釈し、確認試験などを行います。耐性菌の判定基準は改訂があるため、最新の情報を入手することも大切です。また、これまでに報告のない耐性菌を検出した場合は、専門機関などに相談することも必要と考えます。

表1　微生物の薬剤感受性の特徴

菌種名	感性「S」	耐性「R」
Enterococcus faecalis	ABPC、IPM、VCM	セフェム系薬、CLDM、EM
Enterococcus faecium	VCM	セフェム系薬、CLDM、EM
Staphylococcus sp.	VCM、TEIC	EM「S」でCLDM「R」の場合は他の菌属を疑う
Escherichia coli	CEZ、CMZ、CTX、GM、AMK、MINO	ABPC
Klebsiella sp.	ペニシリン系薬以外	ABPC（「R」または「I」）
Enterobacter sp.	PIPC、CPR、CAZ、IPM	ABPC、第1、2世代セフェム系薬

（編者作成）

102

II 診断・治療への応用
❸ 感受性検査結果の読み解き方

表2 耐性菌の特徴

耐性菌	抗菌薬	
	耐性「R」	感性「S」
ESBL 産生菌	ペニシリン系薬 第1世代セフェム系薬 第2世代セフェム系薬 第3世代セフェム、第4世代セフェム系薬、モノバクタム系薬の中のどれか1つ以上で	セファマイシン系薬 オキサセフェム系薬 カルバペネム系薬
AmpC β-ラクタマーゼ産生菌	ペニシリン系薬 第1世代セフェム系薬 第2世代セフェム系薬 第3世代セフェム系薬 モノバクタム系薬 β-ラクタマーゼ阻害剤合剤 セファマイシン系薬 オキサセフェム系薬	第4世代セフェム系薬 カルバペネム系薬

（編者作成）

日常検査で検出されうる薬剤耐性菌

日常検査で検出されやすい耐性菌がいくつか存在します。これら耐性菌を見逃すことのないよう薬剤感受性検査の結果に気を配る必要があります。

◆ メチシリン耐性黄色ブドウ球菌（MRSA）

MRSA は、日本で最も頻度が高い耐性菌です。以前は分離される黄色ブドウ球菌の 60％程度が MRSA でしたが、院内感染対策徹底により、最近では減少傾向にあります[1]。本菌は、メチシリン以外にも多くの薬剤に耐性を示し難治性感染症に発展することや、新

103

生児、高齢者ならびに免疫不全の患者に感染しやすいことから、注意を要する耐性菌です。従来では、MRSAは院内感染型 (Hospital-Associated Methicillin-Resistant Staphylococcus aureus：HA-MRSA) がほとんどを占めていましたが、最近では市中感染型 (Community-Associated Methicillin-Resistant Staphylococcus aureus：CA-MRSA) の増加が問題に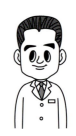
なってきています。入院歴や透析、カテーテル挿入、広域抗菌薬の投与など院内感染のリスクを有さない人に感染したMRSAを臨床的にCA-MRSAとしています。白血球溶解毒素 (Panton-Valentine-leukocidin：PVL) を産生する強毒株が存在し、感染した症例は重症化することが知られています。米国に比べると日本では、PVL保有株の割合は低いですが、今後も厳重に監視していく必要があります。CLSI、感染症法ともにオキサシリン（MPIPC）のMICが4μg/mL以上の黄色ブドウ球菌をMRSAと定義しています。MPIPCに耐性を示す場合は、ほかのβ-ラクタム系薬に対しても耐性を示すことからβ-ラクタム系薬は無効と考えられるため、たとえ薬剤感受性検査で感受性と判定されていてもその薬剤を使用することはできないため注意が必要です。MRSAが検出された場合の抗MRSA薬としてはバンコマイシン（VCM）、テイコプラニン（TEIC）、ダプトマイシン（DAP）、リネゾリド（LZD）、アルベカシン（ABK）の5種類があげられます。CLSIにおける各抗MRSA薬のブレイクポイントについては表3にまとめます。日本における全国的なサーベイランスの結果、現在のところこの5種類の抗MRSA薬についてCLSIの基準を満たす耐性菌はほとんど出現していないとの報告があります。しかし、この基準で感受性と判定

II 診断・治療への応用
❸ 感受性検査結果の読み解き方

表3　各抗 MRSA 薬の *S. aureus* に対するブレイクポイント

	CLSI（µg/mL）		
	S	**I**	**R**
VCM	≦ 2	4 〜 8	≧ 16
TEIC	≦ 8	16	≧ 32
DAP	≦ 1	—	—
LZD	≦ 4	—	≧ 8

（CLSI：M100-S23　Performance Standards for Antimicrobial Susceptibility Testing；Twenty-Third Informational Supplement. 2013 より引用）

された場合でも VCM の MIC が 2 µg/mL の株による感染症は、VCM による治療が難しいとする報告もあります。

◆ **基質特異性拡張型 β-ラクタマーゼ（ESBL）産生菌**

ESBL 産生菌は、β-ラクタマーゼという酵素で β ラクタム環を持つ抗菌薬を加水分解することによって抗菌薬に耐性を示します。特に ESBL はペニシリンを分解するクラス A の β-ラクタマーゼ（ペニシリナーゼ）の構造遺伝子上に変異が入ることによって基質特異性が変化し、本来分解しないはずの抗菌スペクトルの広い第三世代のセファロスポリン系薬までを分解するようになった β-ラクタマーゼのことを指します。

　ESBL を産生する菌種としては、肺炎桿菌や大腸菌などが主ですが、*Serratia* spp.（セラチア属）や *Enterobacter* spp.（エンテロバクター属）、その他の腸内細菌にも見出される場合があります。これら ESBL 産生菌は腸管内に保菌され、院内感染における集団発生の原因微生物となります。院内感染は、集中治療室で発生することが多く、重篤な基礎疾患や手術後などで身体の抵抗力が低

105

下している人に敗血症、髄膜炎、肺炎、創部感染症、尿路感染症などを引き起こすことがあります。ESBL 産生菌は通常、セファマイシン系薬やカルバペネム系薬に感受性を示すため、これらの薬剤が有効です。したがって、早期に ESBL 産生菌であることを見出して、適切な抗菌薬を用いることが重要となります。

　ESBL はクラブラン酸（CVA）のような β-ラクタマーゼ阻害剤によって阻害されるため、下記のようにクラブラン酸の添加によって薬剤感受性が増すかどうか（耐性の程度が減じるかどうか）で、ESBL 産生菌と判定する方法が用いられています。CLSI によれば、肺炎桿菌、大腸菌の場合、セフポドキシム（CPDX）、セフタジジム（CAZ）、アズトレオナム（AZT）、セフォタキシム（CTX）、セフトリアキソン（CTRX）のいずれかに耐性を示した場合、CVA を添加した確認試験を行うこととされています。

◆ 多剤耐性緑膿菌（MDRP）

　通常、キノロン系薬（シプロフロキサシン：CPFX など）、カルバペネム系薬（イミペネム：IPM やメロペネム：MEPM）やアミノグリコシド系薬（アミカシン：AMK など）の薬剤は、緑膿菌に対して抗菌活性を有する薬剤です。しかし、緑膿菌は多くの抗菌薬に対して耐性になりやすい性質を持ち、これらの薬剤に同時に耐性を示す多剤耐性緑膿菌（Multiple-Drug-Resistant *Pseudomonas aeruginosa*：MDRP）が問題となります。感染症法においても**「薬剤耐性緑膿菌感染症」**として 5 類感染症と定義され、定点把握疾患に指定されています。感染症法における MDRP の定義については以下の**表 4** に示しています。これら 3 系統の薬剤に全

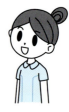

表4　感染症法上の MDRP の定義

	MIC（μg/mL）	阻止円の直径（mm）
IPM[※1]	≧ 16	≦ 13
AMK[※2]	≧ 32	≦ 14
CPFX[※1]	≧ 4	≦ 15

※ 1　IPM 以外のカルバペネム系薬、CPFX 以外のキノロン系薬に耐性を示した場合にも
　　　MDRP の判断基準を満たすものとする。
※ 2　AMK は、CLSI の判定上、R（耐性）ではなく I（中等度耐性）であることに注意する。

て耐性と判定された MDRP に対しては、有効性の期待できる抗菌薬がほとんどありません。その場合には、抗菌薬の併用療法などにより治療を行います。併用療法を行うにあたっては、MDRP の各分離株を用いてチェッカーボード法を行うことにより最適な抗菌薬の組み合わせを調べることが可能となっています。

◆ カルバペネム耐性腸内細菌科細菌（CRE）

　カルバペネム耐性腸内細菌科細菌（Carbapenem Resistant Enterobacteriaceae：CRE）は感染症治療の切り札ともいえるカルバペネム系薬（IPM、MEPM など）に対して耐性を示す肺炎桿菌や大腸菌、その他の腸内細菌の総称です。CRE による感染症は肺炎、血流感染症、尿路感染症など様々ですが、特に敗血症では半数近くが死亡するとの報告もあります。近年、欧米をはじめ世界各国で急速な広がりが見られることや、日本においても CRE のアウトブレイクが報告されたことを受け、2014 年 9 月より 5 類感染症に指定されました。

CRE の定義としては、

　　1．MEPM の MIC ≧ 2 μg/mL　または、

　　2．IPM の MIC ≧ 2 μg/mL　かつ　セフメタゾール（CMZ）の

3 微生物検査の臨床応用

　　　　MIC ≧ 64 μg/mL

とされています。日本国内におけるCREの検出率は、今のところ大腸菌で0.1%、肺炎桿菌で0.3%程度ですが、中にはIPMには感性を示し、MEPMにのみ高度耐性を示すステルス型CREと呼ばれるものがあります。施設によってはIPMのMICのみを測定しているところもあるため、CREを見落としている可能性も指摘されています。カルバペネムを分解するカルバペネマーゼやメタロβ-ラクタマーゼの産生を調べる方法として、それぞれ変法ホッジテストやSMA（メタロβ-ラクタマーゼ阻害薬）を用いる方法などがあります。

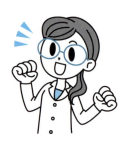

文献

1) 厚生労働省　院内感染対策サーベイランス事業：公開情報 2013年1月〜12月 年報　院内感染対策サーベイランス 検査部門. http://www.nih-janis.jp/report/open_report/2013/3/1/ken_Open_Report_201300.pdf

4 抗菌薬選択への活用
―『抗菌薬の適正使用』に向けて

賀来敬仁

薬剤耐性菌と抗菌薬の適正使用

　1940年代にペニシリンが臨床応用されてから、感染症での死亡率は劇的に改善しました。一方で、新たな抗菌薬が開発されて臨床で使用されると、新たな薬剤耐性菌が出現しています（図1）。また、薬剤耐性菌は主に病院や施設内で広がりますが、最近ではCommunity-Acquired MRSA（CA-MRSA）や基質特異性拡張型β-ラクタマーゼ（ESBL）産生菌など市中での拡散が懸念され

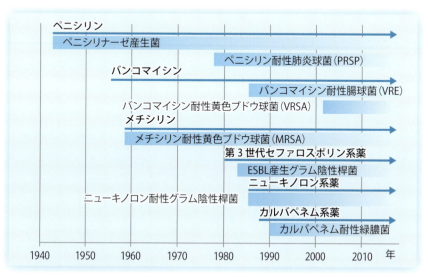

図1　抗菌薬と薬剤耐性菌の歴史

ている薬剤耐性菌も出現しています。このように、薬剤耐性菌が社会的な問題となっていますが、それに対する新規抗菌薬の開発は停滞しています。そのため、多剤耐性緑膿菌や多剤耐性アシネトバクターなど、有効な抗菌薬が1～2種類しかない薬剤耐性菌による院内感染が深刻な問題となっています。今後もこのような状況が続くと考えられるため、抗菌薬の適正使用によって新たな耐性菌の出現を防ぐことが求められます。

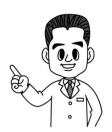

　抗菌薬の適正使用の最終的な目標は、「臨床効果を最大にしつつ、副作用・薬剤耐性菌の出現・菌交代などの抗菌薬使用による意図しない結果を最小限にすること」[1]であり、最適な抗菌薬を選択し、適切な投与量・投与経路で抗菌薬を投与することが重要となります。それを実現するためには、感染症や微生物に関する知識だけでなく、Pharmacokinetics/Pharmacodynamics（PK/PD）理論などの薬理学的知識が必要となります。

抗菌薬適正使用のための基礎知識—PK/PD 理論

　選択した初期治療薬が、感受性検査で"感性（S）"と判定された場合、それは抗菌薬が適正に使用されていると言えるのでしょうか？　実際はそう単純なものではなく、抗菌薬の投与量・投与回数を含めて考える必要があります。それは、図2 に示すように、投与した薬剤が Minimum Inhibitory Concentration（MIC）以上の濃度になっていたとしても、Mutant Prevention Concentration（MPC）以下の濃度だと、使用した薬剤に対する耐性菌を生じる可

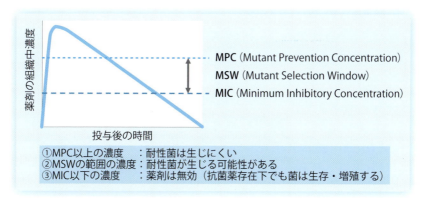

図2　薬剤の濃度と耐性菌の出現

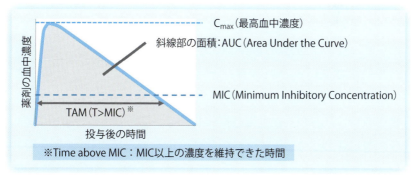

図3　PK/PD パラメータ

能性などがあるからです。たとえ検査では"感性"になっていても、薬剤の投与量が少ない、もしくは薬剤の標的とする組織への移行性が悪いと抗菌薬の不適切な使用になってしまいます。ただし、このMPCの値を日常検査で知ることは困難ですので、PK/PD理論を用いて抗菌薬の適切な投与量・投与回数を設定します。

　主な抗菌薬で使用されるPK/PDパラメータには、最高血中濃度（C_{max}）、Time Above MIC（TAM）、Area Under the Curve（AUC）があります（図3）。どのPK/PDパラメータを有効性の

③ 微生物検査の臨床応用 •

表1 抗菌薬と PK/PD パラメータ

抗菌薬	PK/PD パラメータ	推奨される投与方法
β-ラクタム系薬	TAM	十分な投与量を頻回に投与。
ニューキノロン系薬	C_{max}/MIC	投与量をできるだけ多く、かつ短時間で投与。
	AUC/MIC	1日の総投与量が重要。
アミノグリコシド系薬	C_{max}/MIC	投与量をできるだけ多く、かつ短時間で投与。
	AUC/MIC	1日の総投与量が重要。
グリコペプチド系薬	AUC/MIC	1日の総投与量が重要。

指標にするかは、薬剤によって異なります（**表1**）。例えば、ペニシリン系薬やセフェム系薬、カルバペネム系薬などの β-ラクタム系薬は、TAM が重要であり、十分な投与量で回数を多く投与した方が効果は高いとされます。一方で、ニューキノロン系薬では C_{max} を高い方が良いため、投与回数を多くするよりも一回の投与量を増やした方が高い効果を得られます。この考え方に基づいて、レボフロキサシン（LVFX）の用法・用量が1回100mg × 3回 / 日から1回500mg × 1回 / 日に変更されました。このように、現在では PK/PD 理論などに基づいた科学的な抗菌薬の投与方法が推奨されています。

抗菌薬変更の基本的な考え方―escalation と de-escalation

初期治療薬の選択および抗菌薬の変更については、escalation と de-escalation という2つの考え方があります（**図4**）。どちらの考え方が正しいということはなく、状況によって使い分けます。原因微生物が限定されていて、薬剤耐性菌の割合が低い場合は、狭

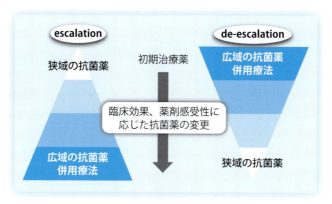

図4 escalation と de-escalation

域の抗菌薬から開始して、もし薬剤耐性菌が検出されたら抗菌薬を切り替える escalation の考え方で初期治療薬を選択することが可能です。一方で、原因微生物が幅広く考えられ、しかも薬剤耐性菌による感染症も考えられる状況、例えば免疫抑制状態の症例での重症敗血症などでは、まずは薬剤耐性菌にも有効な広域の抗菌薬で治療を開始し、感性菌と判明すれば狭域の抗菌薬に変更する de-escalation の考え方で治療を行います。いずれの考え方においても、微生物検査を行っていることが前提となりますので、抗菌薬投与前に塗抹・培養検査を提出しましょう。

薬剤感受性検査結果と抗菌薬の変更

　それでは、実際にどのようにして抗菌薬の変更を考えていくのでしょうか。基本的には、薬剤感受性検査の結果と実際の治療効果から抗菌薬の変更を考えていきます（図5）。初期治療薬の MIC が感性かつ治療効果としても改善している場合、初期治療薬で広域の抗

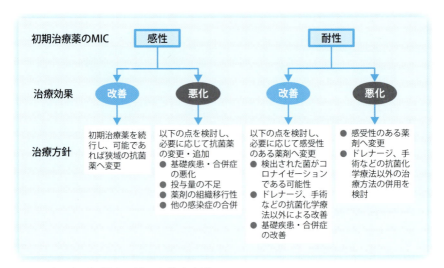

図5　薬剤感受性検査の結果と治療方針

菌薬を投与しているようであれば de-escalation を行います。一方で、初期治療薬の MIC が耐性かつ治療効果としても悪化している場合は、抗菌薬の変更・追加と同時にドレナージや手術などの抗菌薬以外の治療を検討します。

　しかし、薬剤感受性検査の結果と治療効果が乖離している場合には、様々な要因を考慮する必要があります。MIC では感性だが、病状が悪化している時には、まず感染症以外の原疾患・合併症が悪化していないかを判断します。感染症の悪化が最も考えられる場合は、薬剤の投与量・投与回数や組織移行性が適正であるかを検討し、投与方法の変更や組織移行性の良好な薬剤への変更を考慮します。また、検出できなかった薬剤耐性菌による感染症の可能性も考える必要があります。一方で、MIC では耐性だが治療効果がある場合は、検出された菌が感染の原因微生物ではなく、定着菌やコン

タミネーション（常在菌の混入）である可能性をまず考えます。また、抗菌薬ではなく、ドレナージや手術などのほかの治療によって改善した可能性もあります。治療効果があったとしても、抗菌薬による効果であると考えられない場合には、抗菌薬の変更や追加も選択肢の一つとなります。

　このように、薬剤感受性検査の結果を受けて、どのように治療を変更するのかについては、様々な要因を考慮する必要があります。そのため、主治医だけで抱え込まずに、感染症専門医や薬剤師などの抗菌化学療法の専門家に相談できる体制を構築しておくことも、抗菌薬の適正使用のためには重要です。

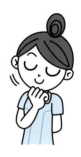

文献

1) Dellit TH et al : Infectious Diseases Society of America and the Society for Healthcare Epidemiology of America guidelines for developing an institutional program to enhance antimicrobial stewardship. Clin Infect Dis 44（2）: 159-177, 2007

微生物検査の臨床応用

2回目以降の微生物検査の活用
―経過観察における検査実施

賀来敬仁

治療効果判定への活用

　抗菌薬による治療効果については、症状・バイタル・身体所見などで判断できることが多いですが、微生物検査も有用です。肺炎や尿路感染症であれば、比較的容易に検体を採取できますので、グラム染色で白血球数や貪食像、菌数や菌体の変化によって治療効果を視覚的に判断することができます。

　また、薬剤感受性検査の結果と治療効果が乖離している場合の原因究明にも微生物検査は活用できます。薬剤感受性検査でMinimum Inhibitory Concentration（MIC）が良好であるにもかかわらず、治療効果がない場合、再度提出した検体のグラム染色で白血球数や菌数が減少していなければ、薬剤耐性菌が原因微生物である可能性を考えます。もし、グラム染色で白血球数や菌数が減少しているようであれば、原疾患・合併症の悪化や、ほかの部位での感染症の悪化を考慮します。

　感染源や重症度によって2回目以降の微生物検査のタイミングは異なりますが、病状が悪化している場合には、その原因が感染症によるものなのかを明らかにするためにも、積極的に微生物検査を活用することが望まれます。

抗菌薬投与中の微生物検査での注意点

　抗菌薬投与中の症例の検体から薬剤耐性菌が検出された場合は、注意が必要です。髄液や血液などの本来無菌の検体から薬剤耐性菌が検出された場合は、検体採取時のコンタミネーション（常在菌の混入）でなければ、原因微生物である可能性は高まります。しかし、喀痰や尿道カテーテル留置中の尿、消化管・胆道系など細菌が定着している部位からの検体の場合には、抗菌薬の投与によって使用している薬剤に耐性の菌が生き残っているだけのことがあります。もちろん、その薬剤耐性菌が感染症の原因微生物である可能性はありますが、感染症を起こしていない定着菌である可能性もあります。定着菌に対して抗菌薬を使用することは、さらなる薬剤耐性化を招く危険性もあります。そのため、微生物検査の結果だけでなく、症状、バイタル、ほかの検査所見などから総合的に判断することが重要となります。

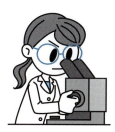

III 感染対策への応用

1 検査結果の共有
―サーベイランスの活用

松田淳一
塚本千絵

　病院には、感染症にかかっている人と、抵抗力が減弱し感染症にかかりやすい人がいます。このような医療環境の中で感染制御チーム（ICT）は、感染を予防したり、感染の発生をできるだけ早く発見して感染を広げないようにしたりしています。この活動を円滑に行うためには、微生物検査室が保持している病原菌や薬剤耐性菌の情報ならびに薬剤部が保持している抗菌薬の投薬情報などを集約し、その情報を各診療科のリンクナースに伝え、感染対策を行うことが重要です。そのためには、どのような情報を、誰が、何時、どのような方法で伝えるかを決め、それぞれの感染症に対する感染対策をマニュアル化することが大切です。当院（長崎大学病院）では、毎朝9時にICTのメンバーが集まり、感染対策上重要となる主な薬剤耐性菌（表1）・特殊菌の検出状況、抗菌薬投薬情報、感染管理に関する情報を報告して情報を共有化しています。また、微生物検査室では、感染対策に関する情報を即時、翌日、週報、月報、年報と言う形でICTに報告しています（表2）。

III 感染対策への応用
❶ 検査結果の共有

表1　感染対策上重要となる主な薬剤耐性菌・特殊菌

染色形態	名称（略語）
グラム陽性球菌	メチシリン耐性黄色ブドウ球菌（MRSA）
	バンコマイシン耐性黄色ブドウ球菌（VRSA）
	バンコマイシン耐性腸球菌（VRE）
	ペニシリン耐性肺炎球菌（PRSP）
グラム陽性桿菌	クロストリジウム・ディフィシル
グラム陰性桿菌	多剤耐性緑膿菌（MDRP）
	多剤耐性アシネトバクター（MDRA）
	カルバペネム耐性腸内細菌科細菌（CRE）
	基質特異性拡張型 β-ラクタマーゼ（ESBL）産生菌
	メタロ β-ラクタマーゼ（MBL）産生菌
	β-ラクタマーゼ非産生アンピシリン耐性インフルエンザ菌（BLNAR）
抗酸菌染色で染色される桿菌	結核菌（TB）

表2　検査部から ICT への報告例

	報告内容
即時・翌日（中間報告）	● 感染症法に規定されている微生物
	● 新規結核菌陽性患者
	● 新規 MRSA、CRE、MBL 産生菌分離患者
	● 院内抗原検査陽性患者
	● 血流感染患者
週報（最終報告）	● 即時・翌日報告内容
	● ESBL、BLNAR、PRSP 分離患者
	● 抗原検査陽性患者
月報	● MRSA 患者・病棟・診療科別検出状況
	● 薬剤耐性菌（CRE、MBL、ESBL、BLNAR、PRSP）分離状況
	● 血液培養複数セット採取実施状況
	● 一般細菌培養検査検体提出状況
年報	● 分離菌の頻度集計表・年次推移集計
	● 定期報告の集計

3 微生物検査の臨床応用

即時

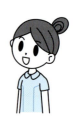

◆ 感染症法に規定されている微生物

検査室で赤痢菌、腸チフス菌、パラチフス菌、腸管出血性大腸菌などの感染症法に規定された微生物が検出された場合、その情報は、主治医はもとより病院全体として周知すべき事項なので、即時 ICT に連絡します。ICT は、主治医に連絡して患者の臨床症状と病歴を把握した上で、リンクナースに個室隔離と接触感染予防策の徹底を指示します。また、検出された微生物とその対応策について病院長に報告するとともに、ただちに保健所に届け出を行います。

◆ 新患でガフキーが陽性

抗酸菌検査の塗抹標本でガフキーが陽性になった場合も同様の手順で情報の収集を行い、患者には個室隔離とマスクの着用の徹底などの感染対策を行います。後日、遺伝子検査などで結核菌と判定された場合、結核病棟に転科させて、保健所に届け出を行い、結核菌以外の非結核性抗酸菌と判定された場合は、個室隔離を解除します。

◆ 感染対策上重要な薬剤耐性菌

感染対策上重要な薬剤耐性菌である多剤耐性緑膿菌（MDRP）、多剤耐性アシネトバクター（MDRA）、メタロβ-ラクタマーゼ産生菌（MBL）、カルバペネム耐性腸内細菌科細菌（CRE）、バンコマイシン耐性黄色ブドウ球菌（VRSA）、バンコマイシン耐性腸球菌（VRE）が検出された場合、即時 ICT に報告します。ICT は、個室隔離と接触感染予防策の徹底を指示し、必要に応じ、保健所に

届け出を行います。

◆ 微生物検査の抗原検査が陽性

インフルエンザウイルス・ノロウイルス・RS ウイルス、クロストリジウム・ディフィシル（CD）など院内伝播の可能性が高い微生物の抗原検査で陽性になった場合も同様です。ICT は、患者が入院なのか外来なのかを迅速に調べ、入院であった場合は、個室管理とその微生物に応じた感染予防策（空気・飛沫・接触）の徹底を指示します。

翌日・週報・月報

◆ メチシリン耐性黄色ブドウ球菌（MRSA）

MRSA は、検出頻度が比較的高いため、院内伝播か否かの判断が重要です。まず、MRSA が検出された場合、検査室では新規患者のみを ICT に報告します。ICT では、さらに「持ち込み」なのか院内発生なのかを調査して監視しています（図 1）。当院では、新規患者とは、過去 1 年間で MRSA が初回分離された患者、「持ち込み」とは、入院後 48 時間以内に提出された検体から検出された MRSA と定義しています。これらの条件を考慮して MRSA の院内発生もしくは院内伝播の発生を注意深く監視し、院内伝播の可能性が認められた場合は、速やかにリンクナースと連携して手洗いの励行と標準予防策の徹底を指示します。

◆ そのほか

そのほかの項目として血液培養の陽性率、薬剤耐性菌の分離状

③ 微生物検査の臨床応用

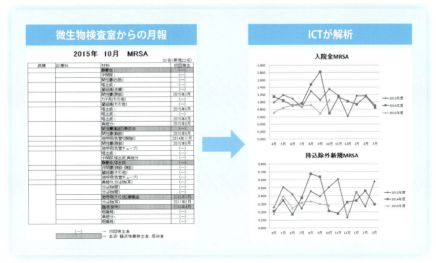

図1 実際の月報の例

況、一般細菌培養検査の検体提出状況などを月報にまとめ報告しています。

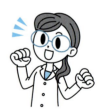

環境調査

　環境調査は、特定の微生物によるアウトブレイクの発生を推察した場合に行われます。アウトブレイクの基準は、① 同一病棟内で同一起源由来の微生物が予想より多く検出された場合（日常サーベイランスの結果が標準偏差の2倍以上）、② VRSA、VREなど、感染対策上重要で日常で検出されない菌種が検出された場合、③ 同一病棟内でMDRP、MDRA、CREが3例以上検出された場合などが決められています。アウトブレイクが発生した場合、その感染源を特定するとともに再発防止の目的で環境調査を行います。

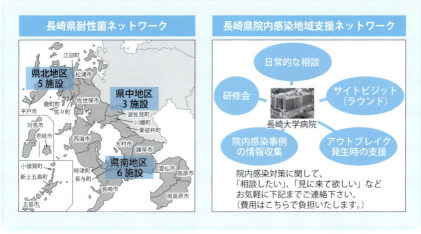

図2　長崎におけるネットワーク構築

長崎県の感染症ネットワークの構築（図2）

◆ 薬剤耐性菌ネットワーク

　長崎県では、平成18年に「長崎県耐性菌ネットワーク」を設立し、県内の主な医療機関と連携し、表1に示す感染対策上重要な薬剤耐性菌の検出状況について調査を行い、検出率の年次推移や耐性率を集計して情報の共有化を行っています。

◆ 感染制御ネットワーク

　当院では平成19年に「長崎感染制御ネットワーク」を設立し、県内の医療機関を対象とした感染制御に関する講習会や実習を開催しています。また、感染制御に関する相談受付や各施設へのサイトビジット（ICTラウンド）を通して、地域における密接な連携を構築しています。

感染防止対策加算

　平成24年度の診療報酬改定により、感染防止対策に関する加算が一部改定されました。ICTの評価が、医療安全対策とは別に評価（加算）されることとなり、各医療機関における感染防止対策の充実、推進を図ることが目的とされています。これまでは、それぞれの医療機関で行われていた感染対策を、これからは地域の医療機関同士で評価し合うことにより、現状を客観的に把握し、より感染対策を強化することが期待されています。

　施設基準を満たす医療機関は、規模やICTの人員要件に応じて、加算1あるいは加算2を算定できます。加算1を算定する医療機関は、感染防止対策に関するカンファレンスを開催し、加算2を算定する医療機関は、これらのカンファレンスへ参加することが義務づけられています。当院は加算1を算定しており、定期的（年6回）に約20の医療機関との地域連携合同カンファレンスを開催しています。

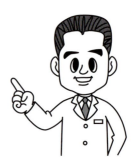

III 感染対策への応用
❷ 感染対策への応用と考え方

❷ 感染対策への応用と考え方

寺坂陽子
泉川公一

　微生物検査は、通常、感染症の診断や治療方針を決定するために行われ、患者間における感染伝播予防を目的とした検査は、特別な場合を除いて行われません。また、検査が実施されても、感染初期には感染が確認できないウインドウ期があることや、今まで知られていない病原体が存在する可能性もあるため、微生物検査結果の解釈には注意が必要であり、検査で判明する情報は氷山の一角であることの認識が極めて重要です。

　医療施設において効果的に感染性病原体の伝播を防止するためには、病原体の感染、保菌の有無にかかわらず、すべての患者を対象に「標準予防策」を実施します。さらに、標準予防策だけでは伝播を予防することが困難な病原体が検出されるか、症状などから感染性が疑われる場合には、「感染経路別予防策」を追加するといった2段階の予防策を実施します[1]（図1）。

標準予防策（Standard Precautions）

　感染性病原体の有無にかかわらず、すべての患者に適用する予防策です。すべての患者の血液、体液、汗を除く分泌物、排泄物、粘膜、損傷した皮膚は感染の可能性があるものとして扱い、これらとの接触を最小限にすることで、患者および医療従事者、双方の感染リスクを減少させることを目的としています。標準予防策は多くの

微生物検査の臨床応用

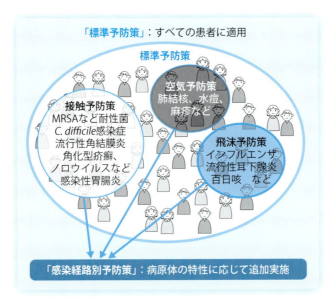

図1　標準予防策と感染経路別予防策

構成要素から成り、どの項目も偏りなく実施しなければ、感染リスクを減らすことができません。そのため、「標準」とはいえ、非常に難易度の高い対策といえます（表1）。

感染経路別予防策（Transmission-Based Precautions）

　標準予防策だけでは伝播を予防することが困難な場合に、標準予防策に追加して適用します。感染経路別予防策（以下、経路別予防策）には、各微生物の感染性の特徴から「接触予防策」、「飛沫予防策」、「空気予防策」といった3つの予防策があります。これらの予防策は、微生物検査により感染性の強い病原体や疫学的に重要な病

Ⅲ　感染対策への応用
❷ 感染対策への応用と考え方

表 1　標準予防策の構成要素

❶　手指衛生

❷　個人防護具

❸　呼吸器衛生 / 咳エチケット

❹　患者配置

❺　患者ケア用の機器、器具 / 器材

❻　環境整備

❼　衣類・寝具と洗濯

❽　安全な注射処置

❾　腰椎穿刺時の感染対策

❿　従業員の安全

〈文献 1 より改変・作表〉

原体が検出された場合に開始するだけでなく、胃腸炎や呼吸器症状、発疹、丘疹や水疱など、症状や兆候などから感染性が疑われる場合にも、検査結果を待たずに早期に対策を開始します（**図 2**）。

　また日頃から、感染対策上、とくに重要な微生物検査の情報が、検査室から感染制御部門や感染対策チーム（Infection Control Team：ICT）、そして実際に対策を開始する現場へと、迅速でスムーズに伝達される体制を整備し、早いタイミングで予防策が開始されることが重要です。経路別予防策の詳細と実際については、次項で述べます。

127

③ 微生物検査の臨床応用

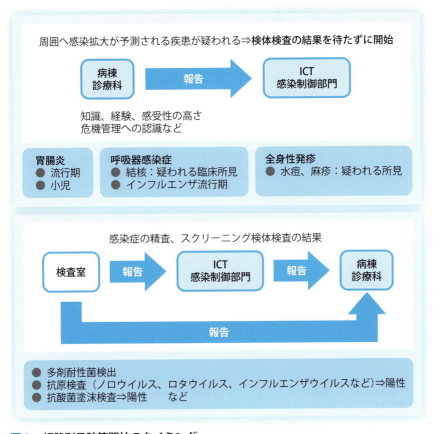

図2　経路別予防策開始のタイミング

文献
1) Siegel JD et al ; Health Care Infection Control Practices Advisory Committee : 2007 Guideline for Isolation Precautions : Preventing Transmission of Infectious Agents in Health Care Settings. Am J Infect Control 10 (Suppl 2) : S65-164, 2007

3 微生物検査の患者対応への活用と実際

寺坂陽子
泉川公一

　臨床現場では、微生物検査の結果を確認し、標準予防策に追加して感染経路別予防策（以下、経路別予防策）の開始が必要か否かを判断する必要があります。したがって、すべてのスタッフが予防策を実践できるように、実施手順についてはマニュアル化しておくことが重要です。感染対策チーム（ICT）は、微生物検査の結果をもとに、現場で必要な経路別予防策が適切に開始されているか、問題が発生していないか、困ったことはないかなど、できるだけ早期に現場をラウンドして、その実施を支援していきます。

　経路別予防策では、対象となる患者を個室へ配置する、カーテンにより隔離する、あるいは医療従事者が普段より厳重に個人防護具（PPE）を着用するなど、日常とは異なる対策を行うので、患者や家族が大きなストレスを感じることが十分予測されます。したがって、経路別予防策を開始する前に、医師は対象となる患者や家族に、その必要性や内容、実施期間などについて十分説明し、患者や家族の理解と協力に努めることが不可欠です。また看護師は、経路別予防策の対象となる患者や家族について、説明の受け止め方やその理解、不安や心配の程度を把握して、経路別予防策がスムーズに実施されるよう支援していきます。場合によっては、運用内容の再検討についてICTに相談し、その状況に応じてより良い方策を検討することも必要です。

　経路別予防策と微生物、対象疾患について表1に示しました。以

3 微生物検査の臨床応用

表1　感染経路別予防策と微生物、対象疾患の一部

接触予防策	多剤耐性菌 　（メチシリン耐性黄色ブドウ球菌、多剤耐性緑膿菌、バンコマイシン耐性腸球菌、多剤耐性アシネトバクター・バウマニなど） 感染性胃腸炎 　（クロストリジウム・ディフィシル、ノロウイルス、ロタウイルス、病原性大腸菌など） RSウイルス感染症、角化型疥癬、流行性角結膜炎、多量の浸出液を伴う創傷感染　など
飛沫予防策	インフルエンザウイルス、風疹、流行性耳下腺炎（ムンプス）ウイルス、肺炎マイコプラズマ、伝染性紅斑（ヒトパルボウイルスB19；リンゴ病）、百日咳、A群溶血性連鎖球菌、髄膜炎菌　など
空気予防策	麻疹、水痘、播種性帯状疱疹、結核　など

下、各経路別予防策の概要について述べます。

接触予防策

患者または患者周囲の環境との直接接触あるいは間接接触によって伝播が可能な感染性病原体に対する伝播予防を目的としています。

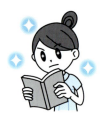

◆ **患者配置**

原則、個室に配置します。個室に空きがない場合は、以下について考慮します。

❶ 被覆材などで覆えないほどの浸出液や排膿がある場合や、便失禁で周囲を汚染させるリスクがある場合は、個室の使用を優先する。

❷ 同じ病原体に感染または保菌している患者を同室にする（コホーティング）。
❸ 感染症を発症した場合、有害な結果を招く可能性があるか伝播を促進させる要因を持つ患者（免疫不全、開放創、入院長期化が予測される患者）との同室は避ける。
❹ 個室にできない場合、患者間はカーテンで仕切り、1ｍ以上の間隔を設ける。

◆ **個人防護具**

手袋、ガウン／エプロンを使用します。

● 着脱のタイミング

❶ 原則、病室や患者ケア区域に入る際に装着する。装着前に、手指衛生を実施する。
❷ 区域から出る前に外して廃棄し、手指衛生を行う。

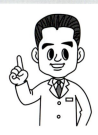

◆ **患者搬送**

　病室外への搬送や移動は、原則、検査など必要な目的に限ります。以下に詳細を示します。

3 微生物検査の臨床応用

❶ 搬送や移動が必要な際は、感染または保菌部位を確実に覆う。

❷ 手指消毒が可能な患者は、病室から出る際に手指消毒実施について協力を得る。

❸ 患者搬送の際、医療従事者の個人防護具装着は必要ない。

❹ 搬送先で患者に濃厚に接触する場合は、清潔な個人防護具を着用する。

❺ 搬送先に予防策が必要な患者であることをあらかじめ伝えておく。

◆ **患者ケア用の機器、器具／器材**

患者専用とし（血圧計、体温計、聴診器など）、持ち込む物品は最小限とします。

やむを得ず共有する場合、ほかの患者に使用する前にクリーニングし消毒します。

◆ **環境対策**

患者周囲の環境で、手がよく触れるような高頻度接触表面（ベッド柵、オーバーテーブル、医療機器表面、ナースコールボタン、ドアノブなど）は少なくとも1回／日以上、清掃、消毒します。とくに退院時は、入念な清掃が重要です。

飛沫予防策

咳嗽、くしゃみ、会話などから発生する呼吸器の飛沫（5μmを超える飛沫）内の感染性病原体が、鼻、結膜、口といった感受性

のあるヒトの粘膜表面へ短い距離を経て移動し伝播することを予防する目的で実施します。飛沫により伝播する微生物は、同時に接触経路によっても伝播することがあるため注意が必要です。

◆ 患者配置

原則、個室に配置します。特別な空調設備や換気は不要であり、入口のドアを閉めておく必要はありません。個室に空きがない場合は、以下について考慮します。

> ❶ 咳嗽と喀痰の多い患者は、個室の使用を優先する。
> ❷ 外来では、咳エチケットに準じてサージカルマスクを着用してもらい、待機場所では他患者との距離を置く。

そのほか、接触予防策の患者配置❷〜❹と同様です。

◆ 個人防護具

サージカルマスクを使用します。それ以外の防護具は標準予防策に準じて使用します。

●着脱のタイミング

接触予防策の個人防護具と同様です。

◆ 患者搬送

接触予防策と同様、病室外への搬送や移動は、原則、検査など必要な目的に限ります。
詳細は以下のとおりです。

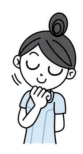

❸ 微生物検査の臨床応用 •••

❶ 搬送や移動が必要な際は、患者にサージカルマスクを装着
してもらい咳エチケットについて指導する。
❷ 手指消毒が可能な患者は、病室から出る際に手指消毒実施
について協力を得る。
❸ 患者搬送の際、医療従事者の個人防護具装着は必要ない。
❹ 搬送先に飛沫予防策が必要な患者であることをあらかじめ
伝えておく。

空気予防策

　時間と長距離を経ても空中を漂い、感染力を維持することのでき
る感染性病原体を含んだ飛沫核（飛沫から水分の蒸発した5μm
以下の微粒子）を吸入し伝播することを防止する目的で実施します。

◆ 患者配置

　原則、陰圧空調および換気回数の管理された空気感染隔離室に配
置します。空気予防策下にある病室のドアは常時閉めておき、窓は
開けないように注意します。

◆ 医療従事者の制限

　麻疹、水痘、播種性帯状疱疹については、免疫を有する医療従事
者が優先して対応します。もしも、これらに感受性のある従事者が
曝露した場合は、ワクチンや免疫グロブリン投与など適切な対応が
必要です。

◆ 個人防護具

N 95 マスク※または、それより高性能の呼吸器防護具を使用します。それ以外の防護具は標準予防策に準じて使用します。

● 着脱のタイミング

❶ 病室に入る前に（前室のある病室では前室において）N95マスクを装着する。装着後は、マスクの上に手を置いて、息を強く吸ったり吐いたりして、鼻やあごの周辺から空気の漏れがないことを確認する（シールチェック）。

❷ 個人防護具を外す場合は、手袋やガウンは病室内か前室で、N95マスクは病室の外か前室でドアを閉めた後にはずす。

※ 麻疹、水痘に対する免疫があると考えられる医療従事者のマスク装着については明らかな推奨がなく未解決とされています。

◆ 患者搬送

接触予防策や飛沫予防策と同様、病室外への搬送や移動は、原則、検査など必要な目的に限ります。詳細は以下のとおりです。

❶ 搬送や移動が必要な際は、患者にサージカルマスクを装着してもらい咳エチケットについて指導する。

❷ 水痘や結核の皮膚病変がある場合は、エアロゾル化や接触を防止するために罹患部位を覆う。

❸ 搬送時に、患者がサージカルマスクを装着し感染性の皮膚病変が覆われていれば、医療従事者は N95 マスクなどの個人防護具を装着する必要はない。

3 微生物検査の臨床応用

❹ 搬送先に、空気予防策が必要な患者であることをあらかじめ伝えておく。

◆ 環境対策

患者の退室後に次の患者を入室させる際は、以下の基準（表2）を参考にして換気時間を設け、換気時間中の入室を禁止します。したがって、あらかじめ、自施設の各病室や外来、検査室などの時間あたりの換気回数を確認しておくことが必要です。換気時間中にやむを得ず入室する必要があるスタッフはN95マスクを装着します。

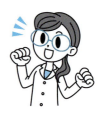

表2　時間あたりの空気交換回数（Air Changes Per Hour：ACH）と空気感染病原体を除去するための換気時間

ACH	99%除去するための必要換気時間（分）	99.9%除去するための必要換気時間（分）
2	138	207
4	69	104
6	46	69
12	23	35
15	18	28
20	14	21
50	6	8
400	＜1	1

（文献1より引用・改変）

※N 95 マスクとは

　N95 マスクとは米国国立労働安全衛生研究所（National Institute for Occupational Safety and Health：NIOSH）が認定した製品で、最も捕集されにくい 0.3 μm の塩化ナトリウム粒子（NaCl 試験粒子は実際の粒子の大きさを表す数量中位径では 0.075 μm であり、粒子の密度を考慮した空力学的質量径に換算すると 0.3 μm 程度）を 95％以上遮断する機能を持つマスクのことです。ちなみに、「N」は Not resistant to oil の頭文字で、耐油性がないことを表しています。医療現場では耐油性は求められないこと、N99 や N100 は呼吸器抵抗が高く日常の使用には向いていないことから通常 N95 マスクが選択されています。日本の厚生労働省国家検定規格では、DS2 区分マスクが N95 マスクに相当します。

　空気の漏れを最小限にするためにフィットテストやシールチェックを実施する必要があります。

文献

1）Jensen PA et al：Guidelines for Preventing the Transmission of *Mycobacterium tuberculosis* in Health-Care Settings, 2005. MMWR Recomm Rep 54（RR17）：1-141, 2005

3 微生物検査の臨床応用

4 感染源の特定と感染伝播遮断への活用
―アウトブレイクに際して―

寺坂陽子
泉川公一

アウトブレイクの早期探知

アウトブレイクとは、一定期間内に、一定の場所で、特定の集団において、通常よりも多くの事象が発生することです。通常よりもその事象が多いのか少ないのかを判断するためには、通常のベースラインを知っておく必要があり、サーベイランスが実施されていることが必須です。サーベイランスにおいて、異常な集積が認められた場合や、通常発生しない事象が発生した場合は、アウトブレイクを疑い、速やかに対応を開始する必要があります。昨今、様々な薬剤耐性菌が問題となっており、厚生労働省がアウトブレイクの考え方や対応を示したり、感染症法での届出疾患が変更となるなど、とくに薬剤耐性菌の制圧については国をあげて取り組みがなされています[1]。このような薬剤耐性菌は、日和見病原体であることが多く、知らない間に水面下で拡大している可能性があり注意が必要です。微生物検査室からの異常な集積情報や普段検出されない微生物の検出情報は、感染対策チーム（ICT）にとって感染対策初動の要でもあり、双方が頻繁にコミュニケーションを取って、これらのアウトブレイクに早期に気付くことが大事です。このためには、あらかじめ、アウトブレイクを疑う基準値の設定が必要です。

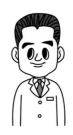

アウトブレイクが疑われた時の対応（図1）

検査室からのアウトブレイク情報を受けた ICT は、すぐに現場に出向き、真のアウトブレイクであるかを確認します。そして、状況について現場責任者へ報告し、微生物の特徴や検出部位に応じた拡大防止策を開始すると同時に、疫学調査を開始します。また、現場での拡大防止策の遵守状況についても確認し、記録しておくことが重要です。

◆ 記述疫学による全体像の把握

事例における「症例」を定義し、その症例を積極的に探します（積極的症例調査）。「時（対象期間）」、「場所（対象場所）」、「ヒト（対象者）」の3要素の定義を決め、後ろ向きにカルテや聞き取り調査などを行い、集まった情報をラインリストにまとめていきます。

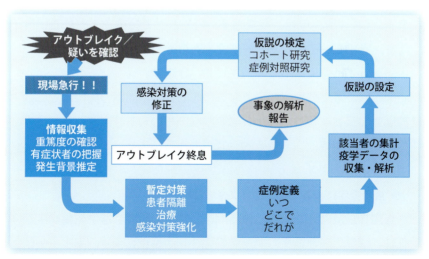

図1　アウトブレイク対応の流れ

また、縦軸に各症例、横軸を期間とし、症例ごとに入院期間やベッド位置、微生物の検出状況や抗菌薬投与、臨床症状を記載した経過表を作成すると、立体的に事象を捉えることができます。薬剤耐性菌の場合は、過去に遡って症例がないかどうかICTの検査技師や検査室に依頼し、定義に合致する患者情報を収集します。また、アウトブレイクの程度や状況に応じて、現時点における保菌者の有無や新たな入院患者への定着を確認するために、積極的監視培養の検討や、情報収集の過程や微生物の特徴に応じて、環境微生物調査を行うことも検討します。

　これらの結果から、対象となる微生物に対し、薬剤感受性パターンにおける相同性の確認のみならず、場合によってはパルスフィールドゲル電気泳動法(PFGE)のような分子疫学的解析を行って、過去の検出例との相同性を確認し、感染源や感染経路の可能性を探索します。収集した情報は、「時(対象期間)」については発症曲線や流行曲線で、「場所(対象場所)」は地図を用いて、「ヒト(対象者)」は、性別、年齢、背景因子、行動などで特徴をまとめていきます。そして、この段階で可能性のありそうなリスク因子について仮説を立て、感染対策に応用させていきます。

　対策は、すぐに実行が必要なものもあれば、対策の実行までには時間やコストを費やさなければできないものもあります。これらの優先順位を明確にし、計画的に対策を実行します。

◆ 解析疫学によるリスクファクターの絞り込み

　仮説を検証するために、後ろ向きコホート研究や症例対象研究を行い、曝露因子と結果の関連性の強さを定量化します。コホート研究は、対象集団を曝露の有無でグループ分けして、曝露群、非曝露

群それぞれの発症率の比を求める方法です。症例対象研究は、非発症者を発症者に対する対照とし、症例と対照のそれぞれの危険因子に対する曝露オッズを比較する方法です。どちらの方法も一長一短あり、事例によって適切な方法で解析します。

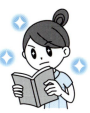

感染防止策の再評価と今後の対策

これらの結果から、実際に行ってきた拡大防止策が適切であったかを評価し、感染対策を修正していきます。拡大防止策に取り組んでいるにもかかわらず、アウトブレイクが収まらない時には、医療機関のネットワークを通じて関連機関や行政機関に相談し、支援を依頼します（図2）。

アウトブレイクの再発防止のためには、その原因や経過、今後の改善策について、現場スタッフや関連スタッフへ周知し、全員が同

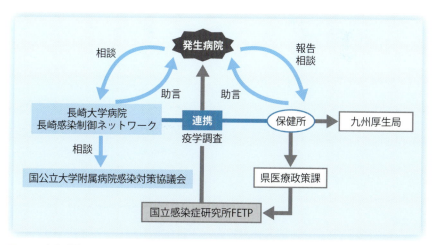

図2　院内感染アウトブレイク時の対応　（長崎県の例）

141

じ手順で防止策を実行できるように ICT が支援していくことが必須です。アウトブレイク当初に開始した拡大防止策は、厳重であり、継続的に実行困難な場合もあります。したがって、これらの評価において、対策の継続や緩和、中止を決定し、再発防止のための効果的な対策を実施していくことが重要となります。また、病院幹部や関連部署とタイムリーに情報を共有し、対策に必要なコストや人事などに関して、これらの結果を効果的に活用することが必要です。

　アウトブレイクは不幸なことではありますが、変革のチャンスと考え、病院職員全体が事例を共有し、望ましい改善策を継続して実行できるような ICT の支援が重要です。

文献

1）厚生労働省医政局地域医療計画課長：医療機関における院内感染対策について．医政地発 1219 第 1 号，平成 26 年 12 月 19 日

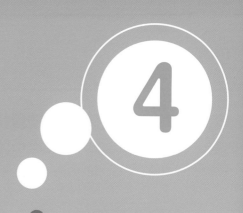

臨床応用の実際

④ 臨床応用の実際

1 薬剤感受性検査による診断確定例

武田和明

はじめに

　感染症の診療では、身体所見や血液検査所見、塗抹鏡検像などから感染臓器や原因微生物を推定し、薬剤感受性が判明するよりも前に抗菌薬による治療を開始します。薬剤感受性が判明次第、適切な抗菌薬へと変更されますが、薬剤感受性検査の結果が診療に大きな影響を与えることもあります。ここでは薬剤感受性検査により診断が確定した症例を解説します。

> **症例呈示**
>
> 症例は51歳の女性。
>
> **既往歴**
> 　アレルギー性鼻炎に対して内服加療中。
>
> **生活歴**
> 特記事項なし。
>
> **現病歴**
> 　X日頃より左下腹部の違和感を自覚し、X+7日に37℃台の

発熱と排尿時痛を自覚したため近医を受診した。膀胱炎と診断されレボフロキサシン (LVFX) を処方されてその日は帰宅したが、その後も食思不振、倦怠感、発熱が改善しなかったため、X+9 日に当院へと紹介され、入院した。

入院時身体所見

意識：清明、身長：151cm、体重：65kg、体温：37.5℃血圧：115/61mmHg、脈拍：80/ 分・整、呼吸音・心音：異常なし、左肋骨脊柱角に叩打痛あり。

入院時検査所見

検査所見（表1）では、白血球の増多・CRP の上昇と炎症所見を認め、軽度の腎機能障害を認めた。検尿では尿混濁と潜血、白血球、細菌を認め、尿路感染症を疑わせる所見であった。尿のグラム染色ではグラム陰性桿菌を多数認めた。

画像所見では左腎臓周囲の脂肪識の濃度上昇（図1三角）、そして左下部尿管に結石（図1矢印）を認め、尿管結石に伴う腎盂腎炎と診断された。

入院後経過

尿路感染症の代表的な原因微生物である大腸菌を標的として、第二世代セフェム系薬であるセフォチアム（CTM）で治療を開始した（図2）。後日、血液・尿から大腸菌が検出されたが、発熱は持続していた。X+12 日に薬剤感受性検査の結果が判明し（表2）、第一〜第四世代セフェム系薬が無効であるESBL ※を産生する大腸菌が腎盂腎炎の原因微生物であった。感受性と判明したカルバペネム系薬であるメロペネム（MEPM）へと抗菌薬を変更したところ、X+16 日に解熱し、その後全身状態も良好となったため、X+19 日に退院した。

4 臨床応用の実際

表1 入院時（X+9日）検査所見

血液検査		
WBC	17,100/μL	↑
Hb	13.9g/dL	
Plt	18.1×10⁴/μL	

尿検査	
混濁	1+
蛋白	1+
糖	−
潜血	1+
白血球	1+
細菌	2+

生化学検査		
TP	5.6g/dL	↓
AST	19U/L	
ALT	23U/L	
LDH	165U/L	
BUN	24mg/dL	↑
Cr	1.41mg/dL	↑
CRP	32.59mg/dL	↑
Na	139mmol/L	
K	3.4mmol/L	
Cl	103mmol/L	

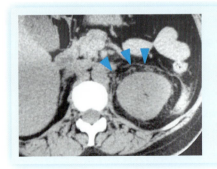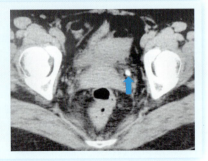

図1 入院時（X+9日）画像所見

解説

◆ 薬剤感受性検査が診療に与える影響

　日常診療では薬剤感受性検査を行わずに経験的に抗菌薬による治療を行うことがあります。例えば尿路感染症の外来治療には経験的

146

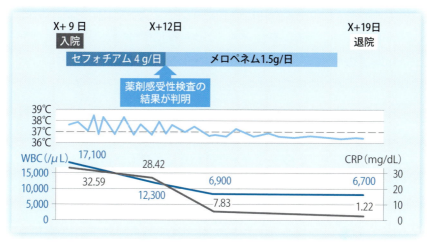

図2 臨床経過

表2 *Escherichia coli*（大腸菌）の薬剤感受性検査結果

抗菌薬の種類	薬剤名称	MIC	判定
ペニシリン系薬	ABPC	≧ 32.0	R
	PIPC	≧ 128.0	R
	PIPC/TAZ	≦ 4.0	S
セフェム系薬	CEZ	≧ 32.0	R
	CTM	≧ 32.0	R
	CAZ	16.0	R
	CTRX	≧ 64.0	R
	CFPM	≧ 32.0	R
	CMZ	≦ 8.0	S
カルバペネム系薬	IPM	≦ 0.5	S
	MEPM	≦ 0.5	S
アミノグリコシド系薬	GM	≦ 2.0	S
	AMK	≦ 4.0	S
ニューキノロン系薬	CPFX	≧ 8.0	R
	LVFX	≧ 8.0	R

※下線は今回の症例で使用した抗菌薬　（S：感受性、R：耐性）

4 臨床応用の実際

にニューキノロン系薬が用いられますが、ニューキノロン系薬の使用頻度の増加に伴い、ニューキノロン系薬に耐性の大腸菌の割合が近年増加傾向となっています。この症例では薬剤感受性検査を施行することにより、原因微生物がニューキノロン系薬とセフェム系薬が無効な耐性菌であると判明し、適切な抗菌薬へと変更することができました。自施設や地域での薬剤耐性菌の分離状況を知ることにより、初期治療が失敗する確率を減らすことができます。

　また、薬剤感受性検査で原因微生物の感受性が良好であった場合には狭域スペクトルの抗菌薬へと変更することも考慮します。以前と比較して新規抗菌薬の開発は滞っており、薬剤耐性菌の治療は深刻な問題となっています。広域スペクトルの抗菌薬の度重なる使用は耐性菌発生のリスクとなるため、限りある医療資源を有効に活用するためには感受性結果を確認し、狭域スペクトルの抗菌薬へと変更し、耐性菌を生み出さないようにすることが重要です。

　薬剤感受性検査は患者の治療内容に影響を与えるだけではなく、院内感染対策においても重要です。メチシリン耐性黄色ブドウ球菌（MRSA）やESBL産生菌などの薬剤耐性菌の院内伝播は現在大きな問題となっていますが、薬剤感受性検査を行うことにより、これらの耐性菌を保菌している患者を認識することができます。これらの患者に対して個室隔離もしくはコホーティング（同じ感染症に罹患している患者を集めて感染対策を行う）、接触予防策の遵守を行うことにより、他患者への伝播のリスクを減らすことができます。

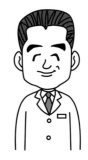

※ ESBL（基質特異性拡張型β-ラクタマーゼ：Extended Spectrum Beta Lactamase）

　ペニシリン系薬やセフェム系薬などのβ-ラクタム系薬は細菌の細胞壁の合成を阻害して抗菌作用を示します。β-ラクタマーゼはβ-ラクタム系薬を分解する酵素で、ESBLはペニシリン系薬および第一〜四世代セフェム系薬などの多くの抗菌薬を分解することができますが、一般的にカルバペネム系薬には感受性を示します。ESBLの遺伝子は異なる菌種へと伝播することができるため、標準予防策および接触予防策による拡散の防止が重要です。

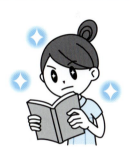

④ 臨床応用の実際

② 抗体検査による診断確定例

武田和明

はじめに

　感染症診断の基本は感染病巣から病原微生物を検出することによりなされます。例えば一般細菌による感染症では、検体をグラム染色で鏡検し菌体を確認する、もしくは培養で病原微生物を同定して診断を行いますが、病原微生物のなかには顕微鏡で確認できない、もしくは培養で検出されにくいものがあります。

　病原微生物がヒトに感染すると、ヒトの免疫細胞は感染症が重症化しないようにそれらの微生物に対して抗体を産生します。病原微生物によっては、このようにして産生された抗体を測定することにより、診断が確定できるものがあります。ここでは抗体検査で診断が確定した症例を解説します。

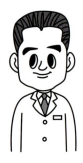

❷ 抗体検査による診断確定例

症例呈示

症例は 36 歳の男性。

既往歴

気管支喘息（内服でコントロール良好）。

生活歴

ペット飼育歴：なし、海外渡航歴：なし、その他特記事項なし。

現病歴

9 月 X 日に山に散策に行った際にダニに刺されたが、そのまま様子を見ていた。X+3 日後に 38℃台の発熱と全身の筋肉痛が出現したため、近医を受診し抗菌薬を処方されたが、その後も発熱や疼痛などの症状が改善しなかったため、X+6 日に当院へと紹介され、精査加療目的で入院した。

入院時身体所見

意識：清明、身長：169cm、体重：70kg、体温：38.8℃、血圧：104/63mmHg、脈拍：78/ 分・整、呼吸音・心音：異常なし、表在リンパ節：触知せず、皮膚：腹部・上下肢に発赤を伴う皮疹を認め、左大腿にダニの刺し口を疑わせる痂皮を 2 ヵ所認める（図 1 矢印）。

検査所見（表 1）では CRP の上昇を認め、炎症所見は認めるものの白血球の増多はなく、肝腎などの臓器障害を疑わせる所見は認めなかった。

入院後経過

発熱・発疹・刺し口の 3 徴候を認めたため、ツツガムシ病または日本紅斑熱などのリケッチアによる感染症の可能性を強く疑い、リケッチア感染症の治療薬であるミノサイクリン（MINO）の投与を開始した。治療開始 2 日後には解熱傾向を認め、その

151

後は症状が消失し全身状態も良好となったためX+18日に退院した（図2）。この時点では診断は確定されていなかったものの、リケッチア感染症として矛盾しない経過であった。

抗体検査（急性期・回復期）

リケッチア感染症は鏡検や培養による同定が困難であるため、診断確定のために抗体検査を保健所に依頼した。急性期（X+6日）および回復期（X+24日）における、ツツガムシ病の病原微生物である *Orientia tsutsugamushi* の5株（Gilliam、Karp、Kato、Kuroki、Kawasaki）と日本紅斑熱の病原微生物である *Rickettsia japonica* に対するIgM抗体価とIgG抗体価の測定を行ったところ、急性期では *O. tsutsugamushi* と *R. japonica* のIgM、IgG抗体価はすべて10倍未満と陰性であった。一方、回復期では *O. tsutsugamushi* の抗体価には変化はなかったものの、*R. japonica* に対するIgM抗体価は160倍、IgG抗体価は640倍とともに上昇しており、*R. japonica* による日本紅斑熱と診断が確定した。

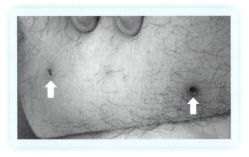

図1　入院時（X+6日）皮膚所見

❷ 抗体検査による診断確定例

表1　入院時（X+6日）血液検査所見

血液検査		生化学検査	
WBC	3,500/μL	TP	6.7g/dL
Hb	15.3g/dL	T-Bil	0.4mg/dL
Plt	14.5×10⁴/μL	AST	31U/L
		ALT	31U/L
		LDH	237U/L
		γ-GTP	32U/L
		CK	151U/L
		BUN	8mg/dL
		Cr	1.17mg/dL
		CRP	5.88mg/dL ↑
		Na	138mmol/L
		K	3.7mmol/L
		Cl	106mmol/L

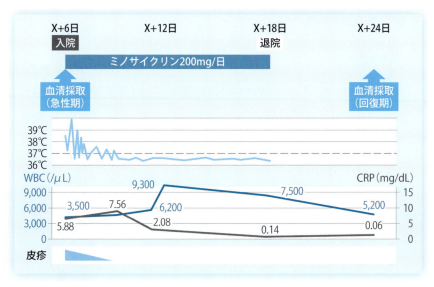

図2　臨床経過

④ 臨床応用の実際

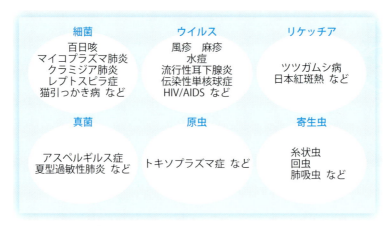

図3　抗体検査が診断に有用な疾患の例

解説

◆ 抗体検査の解釈

　ヒトが病原微生物に感染すると、まずIgM抗体が産生され、その後に遅れてIgG抗体が産生されます。IgM抗体は感染症が治癒すると徐々に減少し検出されなくなりますが、IgG抗体は感染症の治癒後も残存します。急性期と2週間程度経過した回復期で2回血清を採取し、抗体価が4倍以上上昇した、もしくはIgM抗体が陽性となった際に感染したと診断されます。

　図3に抗体検査が診断に有用な疾患を示します。抗体検査の注意点として、抗体が産生されるのには時間がかかるため、図3にあげられるような疾患を疑う際には急性期で抗体が陰性でも、期間をおいて再検査する必要があります。そのため、確定診断のためには症状が良くなった後でも検査のために来院して頂くこともあります。

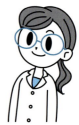

3 遺伝子検査による診断確定例

大島一浩

はじめに

　感染症の原因微生物を特定するためには培養検査が最も基本的な検査ですが、微生物によっては培養に時間を要するもの（結核菌や非結核性抗酸菌など）や、培養自体が不可能なものや困難なもの（各種ウイルスなど）があります。遺伝子検査はそういった微生物による感染症の診断に有用な検査法です。現在、臨床の現場において、遺伝子検査は結核や非結核性抗酸菌症、B型肝炎やC型肝炎などの診断に活用されています。また近年日本でも感染者が見つかっている重症熱性血小板減少症候群（Severe Fever with Thrombocytopenia Syndrome：SFTS）や西アフリカで集団発生が起こったエボラウイルス病はウイルスによって引き起こされる感染症であり、その診断にも遺伝子検査が有用です。ここでは遺伝子検査の1つであるPCR（Polymerase Chain Reaction：ポリメラーゼ連鎖反応）検査が迅速な治療方針決定に有用であった非結核性抗酸菌症の1例を解説します。

　結核と非結核性抗酸菌症は臨床症状や画像所見が似通っており、抗酸菌染色でも同様の結果となるため、その鑑別には培養検査の結果確認が必要です。しかし培養検査の結果が判明するまで治療を遅らせることは感染症の増悪や、結

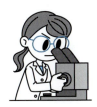

155

核の場合は他の人への感染拡大の可能性を高くするため、できるだけ早期の診断と治療方針の決定が望まれます。遺伝子検査は短時間で菌の同定が可能であるため、培養検査の結果を待たずに早期の治療方針決定に役立つ場合があります。

症例呈示

症例は 44 歳の男性。

主訴

労作時呼吸困難・咳嗽。

現病歴

4 年前に関節リウマチと診断され、プレドニゾロンおよびメトトレキサート内服にて治療中であった。1ヵ月前より労作時の呼吸苦と咳嗽、37℃台の発熱が持続するとのことで 10 月 X 日に当院へ紹介入院となった。

入院時身体所見

身長：169cm、体重：54kg、体温：36.6℃、心拍数：90/分・整、血圧：123/48mmHg、SpO_2：98%（room air）、貧血なし、黄疸なし、表在リンパ節：触知せず、呼吸音：両肺に断続性ラ音、心音：異常なし、四肢：浮腫なし、神経学的所見：異常なし。

既往歴

40 歳〜関節リウマチ。

プレドニゾロン 5mg/ 日、メトトレキサート 10mg/ 週で治療中。

生活歴

喫煙 20 本 / 日 （24 年間）。

入院時検査所見（表1）

採血ではCRPの上昇とESRの亢進を認めた。
喀痰の抗酸菌染色にて2＋（Gaffky 5号）であった。

入院時画像所見（図1）

胸部単純X線写真・胸部CT検査ともに、両肺に空洞性の病変を認めた。

入院後経過（図2）

喀痰の抗酸菌染色が陽性であり、症状、画像所見からも肺結核や非結核性抗酸菌症を強く疑い、その鑑別のため喀痰のPCR検査を提出した。PCR検査の結果が判明するまでは感染対策のため患者は陰圧個室管理にて入院となった。X＋1日に喀痰のPCR検査で非結核性抗酸菌（*Micobacterium avium*）陽性、結核菌陰性と判明したため、陰圧個室管理を解除したうえで非結核性抗酸菌症に対する治療を開始した。関節リウマチの治療についてはメトトレキサートを中止し、プレドニゾロンのみ継続とした。治療開始後、症状、画像所見は徐々に改善傾向となり約2ヵ月後に退院となったが、その後も喀痰からは非結核性抗酸菌が検出されている。

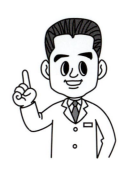

4 臨床応用の実際

表1 入院時検査所見

血液検査		
WBC	9,000/μL	
RBC	322×10⁴/μL	↓
Hb	10.2g/dL	↓
Plt	37.3×10⁴/μL	↑
好中球	91.6%	↑
好酸球	0.2%	
好塩基球	0.9%	
リンパ球	2.7%	↓
単球	4.6%	

生化学検査		
TP	7.5g/dL	
T-Bil	1.4mg/dL	
AST	25IU/L	
ALT	18IU/L	
LDH	279IU/L	↑
ALP	258IU/L	
γ-GTP	19IU/L	
BUN	12.8mg/dL	
Cr	0.7mg/dL	
CRP	4.6mg/dL	↑
Na	136.4mEq/L	↓
K	4.6mEq/L	
Cl	99mEq/L	
Alb	3.4g/dL	↓
ESR1h	121mm/1h	↑
ESR2h	134mm/2h	↑

喀痰
抗酸菌塗抹
2＋（Gaffky 5 号）

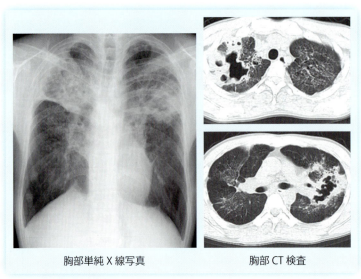

胸部単純 X 線写真　　胸部 CT 検査

図1　入院時画像所見

3 遺伝子検査による診断確定例

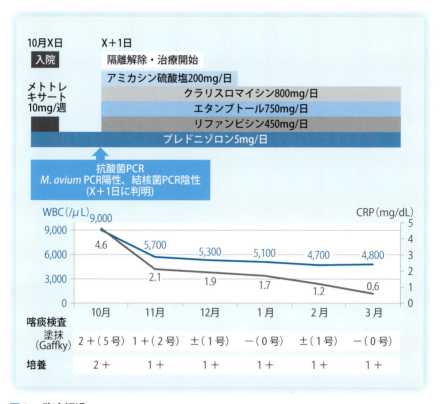

図2 臨床経過

解説

◆ 症例について

　結核、非結核性抗酸菌症の確定診断は培養検査によってのみ行われますが、結核菌や非結核性抗酸菌の培養検査には短くても2〜3週間を要するため、確定診断には時間がかかります。しかし、今回のように基礎疾患がありステロイドなどの免疫抑制作用を持つ薬を内服している患者では、感染症が重症化しやすいことから、早期診

断、早期治療が必要になります。そこで、喀痰の抗酸菌染色が陽性であることを確認後、治療方針を決定するため喀痰のPCR検査を提出しました。この時点では結核と非結核性抗酸菌症の鑑別はできないため空気感染対策として、患者は陰圧個室に入院となりました。PCR検査提出から2日後に非結核性抗酸菌である *M. avium* が陽性と判明し、早期の治療方針決定に遺伝子検査が有用な症例でした。今回の症例においては後日培養検査結果から非結核性抗酸菌症の確定診断に至りました。

◆ 遺伝子検査について

　抗酸菌感染症において、遺伝子検査はあくまでも補助診断であるため、確定診断のためにも培養検査を併用することが重要です。遺伝子検査陽性のみで治療を開始し培養検査を行わなかった場合は確定診断ができないだけでなく、薬剤感受性も不明となるため、その後の治療失敗にも繋がります。また、抗酸菌感染症に対する遺伝子検査の感度は塗抹検査よりも高く、培養検査よりも低いことが分かっています。遺伝子検査結果は偽陰性、偽陽性の可能性や死菌でも陽性となる可能性があることも考慮して総合的に解釈する必要があります。

4 抗菌薬選択への活用例1（de-escalation の実際）

今村圭文

はじめに

　重症感染症患者に対する経験的治療（エンピリック治療）を行う際は、de-escalation 戦略が推奨されています。de-escalation とは、escalation の逆の意であり、抗菌薬が狭域から広域へと escalation するのとは対照的に、広域から狭域へと変更させる治療戦略となります。具体的には、重症感染症に対する初期治療では救命を最優先して広域抗菌薬を使用し、その後の臨床症状の改善と細菌学的検査結果に従って狭域抗菌薬へ変更する治療法です。

　重症感染症に対して広域抗菌薬を投与することは一般的に行われていることです。しかし、病状が改善しても広域抗菌薬をだらだらと続けてしまう場面がよく見受けられ、これは耐性菌の蔓延を助長させるため適切とはいえません。初期治療開始前に適切な培養検査を行い、病状の改善後は培養検査と薬剤感受性検査の結果を参考に、狭域抗菌薬へと変更させることが望ましいです。本項では de-escalation の実際の症例をあげ、重症感染症における抗菌薬治療の考え方を解説します。

症例呈示

症例は41歳の男性。

現病歴

20XX年5月19日、慢性腎炎の精査目的で腎生検を施行したが、検査後の左尿管血腫が認められ、Double Jカテーテルを留置されていた。6月2日より尿混濁あり、6月3日朝より悪寒、発熱が出現し当院腎臓内科受診。血液検査で白血球数増加、CRP高値、検尿で白血球数増加と細菌が認められ（表1）、急性腎盂腎炎の診断で緊急入院となった。

入院時身体所見

入院時の有意な診察所見として39.6℃の発熱、眼球結膜の蒼白、左脊柱肋骨角の叩打痛、下腿浮腫が認められた。

入院時検査所見

血液検査では好中球優位の白血球数増加、CRP高値、腎障害が認められた。尿の外観は混濁しており、尿沈渣で白血球数増加と細菌像が認められた。尿のグラム染色検査を施行したところ、グラム陽性のレンサ球菌が多数認められ、貪食像も伴っていた。腹部CT検査では左腎の腫大と周囲の脂肪織濃度上昇が認められた。

入院後経過

以上の所見より急性腎盂腎炎、敗血症と診断し、尿培養と血液培養（2セット）を提出したのちにバンコマイシン（VCM）、メロペネム（MEPM）の2薬剤による治療を開始した。

治療開始後の経過は良好で、治療開始後より解熱傾向となり、全身倦怠感も改善した（図1）。血液検査でも白血球増加やCRP値は改善を認め、尿混濁も改善した。治療開始3日後に、

治療開始前に提出していた尿培養、血液培養から腸球菌（*Enterococcus faecalis*）が陽性となり（図2）、ペニシリン感受性であったことから抗菌薬を MEPM、VCM の併用からアンピシリン（ABPC）単剤に変更した（de-escalation）。その後の経過も良好で、6月19日に ABPC は終了し、6月22日退院となった。

表1　入院時検査所見

血液検査	
WBC	19,800/ μL
RBC	297 × 10⁴/ μL
Hb	9.2g/dL
Plt	25.7 × 10⁴/ μL
好中球	94%
リンパ球	2%
単球	4%
好酸球	0%
好塩基球	0%

生化学検査	
TP	7.3g/dL
AST	16IU/L
ALT	17IU/L
LDH	211IU/L
ALP	247IU/L
γ-GTP	32IU/L
BUN	33mg/dL
Cr	2.7mg/dL
CRP	4.05mg/dL
Na	140mEq/L
K	3.6mEq/L
Cl	102mEq/L

尿検査	
外　観	淡黄色、混濁2＋

尿定性	
比重	1.014
pH	6.0
蛋白	3＋
糖	±
ケトン体	－
潜血	3＋
ウロビリノーゲン	0.1
ビリルビン	－

尿沈渣	
赤血球	1〜2/HPF
白血球	＞100/HPF
扁平上皮	＜1/HPF
尿路上皮	1〜2/LPF
尿細管上皮	1〜2/HPF
硝子円柱	5〜10/LPF
細菌	1＋

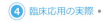
4 臨床応用の実際

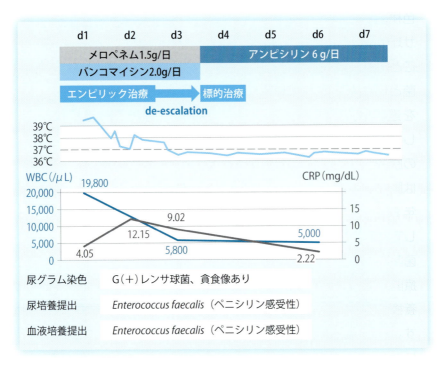

図1　臨床経過

解説

　本症例は尿路感染による敗血症の症例でした。敗血症の診断は、感染によって全身性炎症反応症候群（Systemic Inflammatory Response Syndrome：SIRS）を発症したことによってなされますが、本症例では尿路感染症が原因で発熱と白血球数増加というSIRSの定義2項目を満たしていました。敗血症は進行すると敗血症性ショック、播種性血管内凝固症候群（Disseminated Intravascular Coagulation：DIC）、多臓器不全へと進展し死に至る病態であり、初期治療が極めて重要です。本症例では尿のグラム染

色検査でグラム陽性レンサ球菌の貪食像を認めたことから、腸球菌を原因菌として最も疑いVCMを選択しました。しかし、一般的に尿路感染症の原因菌となりやすいのは腸内細菌属であり、近年ESBL産生菌が増加

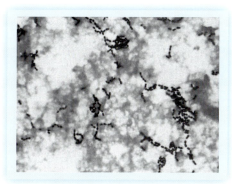

図2　血液培養グラム染色

していることも考慮し、敗血症を来している本症例では初期治療抗菌薬にカルバペネム系薬のMEPMも併用することとしました。治療開始前に尿のグラム染色を行っていたこと、尿培養検査、血液培養検査を提出していたことが、本症例の治療成功に繋がった要因です。もし尿のグラム染色を行っていなければ、腸球菌感染を疑わずにカルバペネム系薬のみを投与していたかも知れず、もしこの腸球菌がカルバペネム耐性である *Enterococcus faecium* であれば治療は失敗していたでしょう（VCMは *E. faecalis* と *E. faecium* の両者に有効です）。また、尿培養、血液培養による原因菌の同定と薬剤感受性が判明したことから、薬剤を狭域かつ抗菌活性がより高いABPCへde-escalationすることができました。

　このように、重症感染症では救命を目指しながら、かつ、不要な広域抗菌薬使用を避けるために、de-escalation戦略が有用であり、そのためには治療開始前の細菌学的検査（グラム染色、培養検査）が重要な役割を担っているといえます。

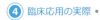

5 抗菌薬選択への活用例2（系統変更）

山本和子

はじめに

　感染症の治療において抗菌薬の系統変更が行われる場合は、初回の抗菌薬が無効である場合と、初回の抗菌薬による副作用（アレルギー反応、肝腎機能障害など）が発生した場合です。抗菌薬が無効である場合は、まず感染症の診断が正しいか（感染症以外の疾患の可能性、感染を起こしている臓器の確認、病原体が診断されているか）について追求することが何よりも重要です。感染症の診断が正しく成されれば、おのずと抗菌薬の選択は決まります。

　初回抗菌薬治療が無効であった肺炎に対して病原体の診断を行い、抗菌薬系統を変更して軽快した症例を解説します。

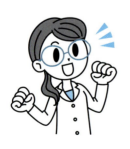
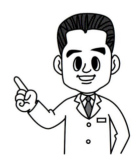

症例呈示

症例は55歳の男性。

1年半前より体重減少を自覚し、半年前から全身倦怠感が出現していた。

現病歴

1ヵ月前から咳と微熱が出現し、2週間以上持続したため、近医を受診。胸部レントゲンにて肺炎と診断され、内服抗菌薬（レボフロキサシン 500mg 1錠1回）が処方されたが、10日間治療を継続しても症状の改善がなく、39℃台の発熱が出現し、当科紹介受診、精査加療目的で入院となった。

既往歴

既往歴としては6年前に胃潰瘍を罹患した。飲食業。喫煙30本／日、25年間。

入院時身体所見

入院時の身体所見としては、体温 39.1℃の発熱、脈拍 119/分の頻脈、口腔内の白苔付着を認めた。低酸素血症やリンパ節腫脹はなく、皮疹もみられなかった。乾性咳はみられたが、明らかな聴診上の異常はなく、痰の喀出はなかった。

入院時検査所見

胸部画像所見（図1）では、肺門を中心として両肺に広がるすりガラス陰影、浸潤影、嚢胞性陰影を認めた。

血液検査所見（表1）では、WBC 7,200/μL と増加を認めず、CRP 7.13mg/dL と上昇を認めた。PCT 0.33ng/mL と上昇はみられなかったが、β-D グルカン 150.5pg/mL と異常高値を認めた。肝腎など臓器障害を疑う所見は認めなかった。

病原体の診断目的として気管支鏡検査にて、気管支肺胞洗浄を行った。肺胞洗浄液の細胞数の増加（1.09×10^6/mL）、リンパ球の増加（45.3%）を認めた。肺胞洗浄液のパパニコロウ染色で染色される構造物を認め（図2A）、グロコット染色にてニューモシスチス・イロヴェチ（*Pneumocystis jirovecii*）

④ 臨床応用の実際

のシストを認めた（図2B）ことから、ニューモシスチス肺炎と診断した。

● **入院後経過（図3）**

ニューモシスチス肺炎の診断でスルファメトキサゾール/トリメトプリム（ST）合剤12gの投与を開始し、3週間の治療を行った。速やかな解熱と肺炎像の改善を認め（図4）、退院となった。

なお、本症例はHIVウイルス陽性と判明し、ニューモシスチス肺炎の診断時に末梢血CD4 79/μL、HIV-RNA 140,000 copies/μLであったため、後天性免疫不全症候群と診断した。ニューモシスチス肺炎の治療終了後、HIVウイルス感染症に対する抗ウイルス療法を開始し、経過は順調である。

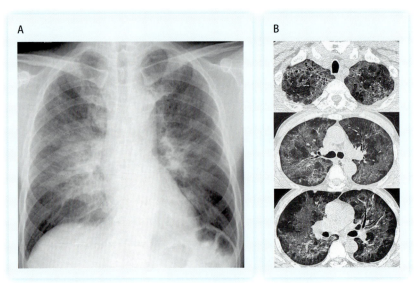

図1 入院時胸部画像所見（A：単純X線写真、正面　B：CT）

表1 入院時検査所見

血液検査

WBC	7,200/μL
Neut	83.7%
Lym	8.8%
RBC	3.50 × 10^6/μL
Hb	11.3g/dL
Plt	298 × 10^3/μL

抗原検査

β-D グルカン	150.5pg/mL
アスペルギルス	(−)
クリプトコックス	(−)
CMV C7HRP	(−)
インフルエンザ	(−)
尿中肺炎球菌	(−)
尿中レジオネラ	(−)
マイコプラズマイムノカード	(−)

生化学検査

TP	7.4g/dL
Alb	2.7g/dL
T-Bil	0.7mg/dL
AST	39IU/L
ALT	25IU/L
LDH	320IU/L
ALP	177IU/L
γ-GTP	65IU/L
CK	23IU/L
BUN	11.9mg/dL
Cr	0.7mg/dL
CRP	7.13mg/dL
Na	136mEq/L
K	3.8mEq/L
Cl	101mEq/L
PCT	0.33ng/mL

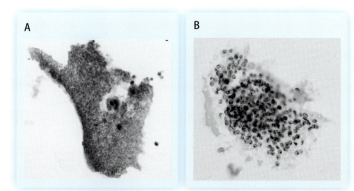

図2　気管支肺胞洗浄液（A：パパニコロウ染色　B：グロコット染色）

④ 臨床応用の実際

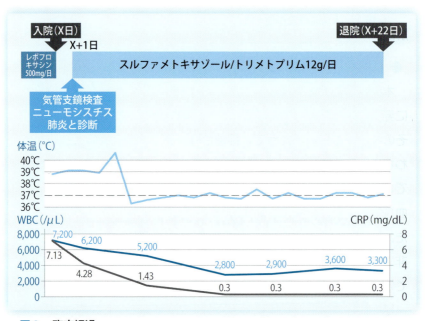

図3　臨床経過

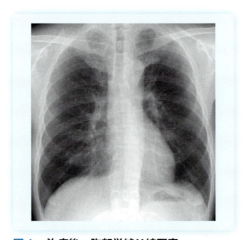

図4　治療後・胸部単純X線写真

解説

◆ 抗菌薬系統の変更について

　本症例は近医に受診した当初の段階では、社会生活を営む健常人に発生した市中肺炎として治療が開始されました。市中肺炎では、その抗菌薬選択にあたって、細菌性肺炎と非定型肺炎のどちらが疑われるかを分類することが重要です[1]。本症例は、年齢60歳未満で、咳が目立ち、胸部聴診上所見が乏しく、痰の喀出がなく、末梢血白血球数の増加がないことから、非定型肺炎の疑いとなりました。重症度分類では軽症にあたり[1]、外来治療の適応となるため、非定型肺炎にも抗菌活性の高いレボフロキサシン（LVFX）内服にて治療が開始されました。

　LVFXはキノロン系薬に分類され、細菌のDNA合成を阻害します。グラム陽性菌、グラム陰性菌を含む一般細菌、およびクラミジアなどの非定型菌には広い抗菌スペクトルを持ちます。LVFXが無効の肺炎である場合は、上記以外の微生物（真菌、ウイルスなど）または嫌気性菌による肺炎、あるいは薬剤耐性菌による肺炎を考慮する必要があります。

　本症例の受診時胸部画像所見とβ-Dグルカンの高値より、ニューモシスチス肺炎が強く疑われたため、気管支鏡検査により病原体である *P. jirovecii* を証明しました。

　ST合剤は微生物の葉酸合成を阻害することにより抗菌活性を持つ抗菌薬ですが、一般細菌全般（緑膿菌や嫌気性菌には無効）に加えて免疫抑制状態における病原体として重要な *P. jirovecii*、ノカルジアにも有効です[2]。

　本症例は肺炎に対してLVFXを投与されたが無効で、肺から *P.*

4 臨床応用の実際

jirovecii を証明し、ST合剤に抗菌薬を変更して軽快した症例です。抗菌薬変更のタイミングについては、肺炎の場合、治療開始後解熱するのに平均2～4日、呼吸音や咳の改善に4～7日を要します[3]。入院患者ではこれらの臨床パラメータを観察しつつ、治療開始後約3日で治療効果を判定するのが一般的です。軽症や外来通院の場合は7日以内の判定が望ましいと考えられます。

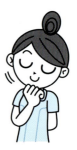

文献
1) 日本呼吸器学会　呼吸器感染症に関するガイドライン作成委員会：成人市中肺炎診療ガイドライン，日本呼吸器学会，東京，2007
2) 鈴木富雄：意外とやさしい抗菌スペクトラム―覚え方のコツを伝授します―．臨床研修プラクティス 3（11）：58-64，2006
3) 日本化学療法学会　抗菌化学療法認定医認定制度審議委員会：抗菌薬適正使用生涯教育テキスト（改訂版），日本化学療法学会，東京，2013

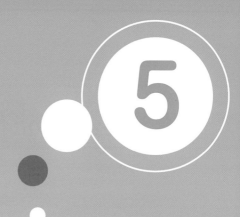

5 微生物検査のこれから

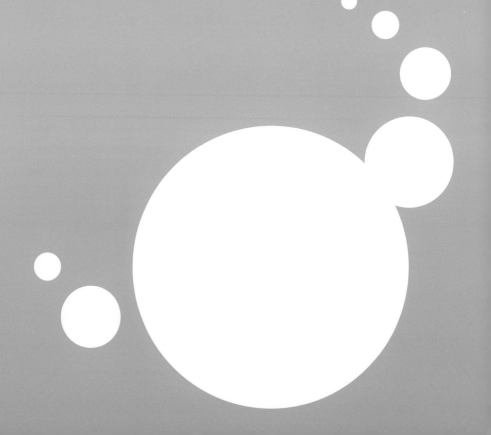

微生物検査のこれから

感染症診療・院内感染対策における微生物検査のこれから

栁原克紀

　感染症診療における微生物検査の位置づけは年々高くなってきており、今後も大きな役割を果たすことが期待されています。一例として、血液培養検査の検体数増加があげられます。図1に長崎大学病院における検体数と陽性検体の推移を示しますが、2008年以降急速に増加し、2015年には9,000件をこえています。この傾向は程度の差こそあれ、ほとんどの病院に認められているようです。これは、検査部門が血液培養検査の重要性を啓発するとともに、臨床サイドの理解が深まってきたことが理由と思われます。このような

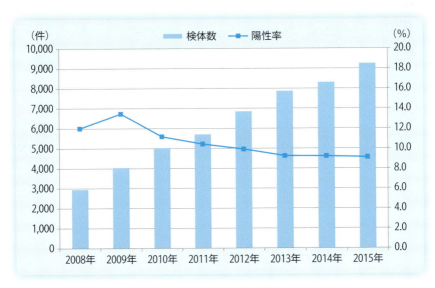

図1　長崎大学病院における血液培養検体数の年次推移

状況を踏まえて、2014年には2ヵ所以上からの採血が保険適用になりました。血液培養検査は、今後ますます活用されていくものと予想します。

　抗菌薬の適正使用に関しては、「**Antimicrobial Stewardship**」という単語が広く使われるようになってきており、海外の学会では多くの発表がみられます。正確な日本語訳は確立されていませんが、「抗菌薬適正使用支援」という意味になります。適切な診断・抗菌薬選択・ローカルファクター・感染予防など多様なものが含まれますが、とくに、血液培養などの臨床検査の励行と原因微生物推定に基づく抗菌薬選択を推奨しています。

　感染対策においても検査は重要であり、対策の成否は病原体の適切な検出に依存しています。薬剤耐性菌として、従来はメチシリン耐性黄色ブドウ球菌（MRSA）や多剤耐性緑膿菌（MDRP）が主な対象でしたが、最近では基質特異性拡張型β-ラクタマーゼ（ESBL）産生菌やカルバペネム耐性腸内細菌科細菌（CRE）も対策すべき病原体になってきました。耐性菌の進化に検査法も追いついていかなければいけませんし、新しい情報を勉強していくことも大切です。

　染色鏡検・分離培養・生化学同定といった従来の手法に加え、遺伝子診断を中心とした感染症の molecular diagnosis（分子診断）が大きく進歩してきています。遺伝子検査は、ある一定の知識や手技などの習得が必要なうえに、特殊な機器を要する点やコストの面など、実地検査に使っていくには制限がありました。そのため、培養に長期間要する抗酸菌や一部のウイルスにのみ用いられていました。新しい技術を用いた機器や工夫を凝らした手法が開発され、多くの分野で応用されていくものと思います。また、質量分析装置

は、微生物検査に大きな変革をもたらすものとして、注目されています。簡便かつ短時間で結果が得られ、ルーチン検査として導入されつつあります。これからは従来の微生物検査を生かしながら、新しい検査法をどのように活用していくかが課題です。

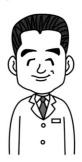

索引

あ
アウトブレイク　122, 138
アルベカシン　104
安全キャビネット　72, 88
アンチバイオグラム　23, 83
アンピシリン　163

い
一般細菌培養検査結果報告書　77
遺伝子検査　35, 74, 75, 155, 175
イムノクロマト法　33, 72
医療関連感染　18

う
ウイルス　14

え
エボラウイルス病　155
エンピリック治療　20, 83

か
ガウン　72
喀痰培養検査　61
カテーテル関連血流感染　48
カルバペネム系薬　92
カルバペネム耐性菌　92
環境調査　122
監視培養　47
感染経路　15
感染経路別予防策　126, 129
感染症法　106, 120
感染対策チーム　23, 81, 85, 118,
　127, 129
感染防止対策加算　124
感染防止対策地域連携加算　23

き
基礎疾患　11
キノロン系薬　22

く
空気予防策　134
グラム染色　28
クロストリジウム・ディフィシル　86

け
蛍光法　82
血液培養　98
　―検査　59, 174
　―ボトル　58
結核　155
嫌気ボトル　52
検査閾値　25

こ
好気ボトル　52
抗菌スペクトル　22, 92
抗原検査　32, 72
抗酸菌検査　34, 72
抗体検査　33, 72, 150
好中球減少性発熱　27
高頻度接触表面　132
コホーティング　131, 148
コロニー　30, 70
コンタミネーション　50, 98, 114, 117

さ
細菌　13
採痰ブース　86
サーベイランス　138

し
市中感染　17

質量分析　55
重症熱性血小板減少症候群　56, 155
純培養　70
腎盂腎炎　145
真菌　14
人工呼吸器関連肺炎　47

す
スルファメトキサゾール / トリメトプリム
　168

せ
生化学的性状　55
接触予防策　130
セフォチアム　145
穿刺液　63
全身性炎症反応症候群　164

そ
ソースコントロール　45

た
ダプトマイシン　104

ち
腸球菌　14
チール・ネールゼン法　82

て
テイコプラニン　104
デバイス関連感染症　27

と
同定検査　30
塗抹検査　69, 74, 77

に
日本化学療法学会　101
日本紅斑熱　152

ニューキノロン系薬　148
ニューモシスチス肺炎　168
尿の培養検査　62

の
膿　63
ノロウイルス　86

は
敗血症　164
培養　30
　—検査　70, 74, 160
　—同定検査　79
発症　10
バンコマイシン　104, 162

ひ
非結核性抗酸菌症　155
飛沫予防策　132
標準予防策　125
標的治療　20
日和見感染　10
微量液体希釈法　100

ふ
ブレイクポイント　101
分泌物　63

へ
便の培養検査　64

ほ
保菌　10

み
ミノサイクリン　151

む
無染色新鮮生標本　28

め

滅菌スピッツ　58
滅菌痰コップ　58
滅菌綿棒　64
メロペネム　145, 162

や

薬剤感受性検査　31, 80, 100, 113, 144

薬剤耐性菌　14

り

リケッチア感染症　151
リネゾリド　104
臨床現場即時検査　88

れ

レボフロキサシン　112, 171

A

antimicrobial stewardship　20, 175
AUC　111

C

CA-MRSA　104
CLSI　80, 101
Cmax　111
CRE　15, 107, 120, 175

D

de-escalation　22, 94, 112, 161

E

ESBL　149
　一産生菌　15, 105, 148, 175
escalation　112
EUCAST　101

H

HA-MRSA　104
HIV ウイルス感染症　168

I

ICT ラウンド　123
IGRA 検査　34

L

LAMP 法　35

M

MALDI-TOF MS　30, 75
MBL　120
MDRA　15, 120
MDRP　15, 106, 120, 175
MIC　31, 80, 100, 110, 116
MPC　110
MRSA　14, 42, 103, 121, 148, 175

N

N95 マスク　72, 137

P

PCR 法　35, 155
PK/PD パラメータ　111
PK/PD 理論　110

T

TAM　111

V

VRE　120
VRSA　120

179

医療スタッフのための

微生物検査のススメ 定価（本体 2,300 円＋税）

2017 年 2 月 1 日　初版発行

編　者　栁原克紀
発行者　伊藤秀夫

発行所　株式会社 **ヴァン メディカル**

〒101-0051　東京都千代田区神田神保町 2-40-7 友輪ビル
TEL 03-5276-6521　FAX 03-5276-6525
振替　00190-2-170643

ⓒ 2017 Printed in Japan
ISBN978-4-86092-124-8 C3047

印刷・製本　亜細亜印刷株式会社
乱丁・落丁の場合はおとりかえします。

・本書に掲載する著作物の複製権・翻訳権・上映権・譲渡権・公衆送信権（送信可能化権を含む）は株式会社 ヴァン メディカルが保有します。
・ JCOPY ＜（社）出版者著作権管理機構　委託出版物＞
・本書の無断複製は著作権法上での例外を除き禁じられています。複製される場合は，そのつど事前に，（社）出版者著作権管理機構（電話 03-3513-6969，FAX 03-3513-6979，e-mail：info@jcopy.or.jp）の許諾を得てください。